JN093875

LES CONTRACEPTÉS

避妊男子

作 ギヨーム・ドーダン／
ステファン・ジョルダン

絵 キャロライン・リー
（李・文婷）

訳 中條千晴

花伝社

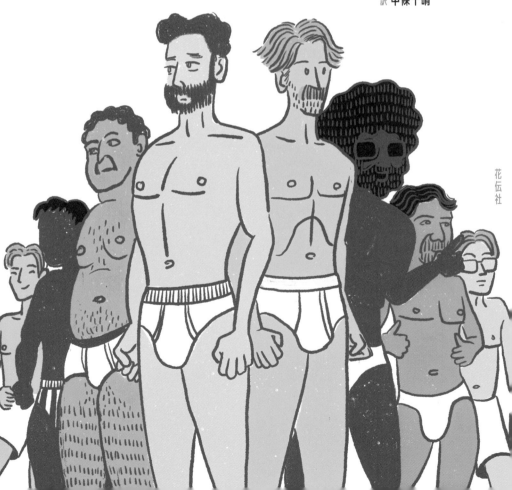

Les Contraceptés,
written by Stéphane Jourdain and Guillaume Daudin,
illustrated by Caroline Lee
Steinkis©2021

Japanese translation rights arranged with Steinkis through
Japan UNI Agency, Inc., Tokyo

男たちの性をめぐる闘い

カミーユ・フロワドゥヴォー＝メットリー（Camille Froidevaux-Metterie）

「我々の“腹”をめぐる政治が我々の“背後”で行われるのを許してはいけない」
　これは1970年代の女性解放運動（MLF）のなかで女たちが掲げた言葉である。

　それから50年経った今、しかしながら事はまさにそのようにして運ばれてきたということが分かる。1967年のヌヴィルト法による避妊用ピルの認可と1974年のヴェイユ法による中絶の非犯罪化により、女性は自分の生殖能力を管理することができるようになった。女たちは、妊娠の時期や、あるいは子どもを作らないという選択のできる立場を獲得した。しかしその代償もあった。ホルモン性避妊薬の服用に伴うリスクや副作用についていまや知らない者はいない（58〜59ページの「女性用ピルの歴史」で説明）。

　フェミニズムの文脈において、女性の避妊に伴うあらゆる制約や不都合には「避妊負担」という言葉が用いられる。健康に害を及ぼす可能性はもちろんだが、何よりも精神的な負担を意味している。カップル間、要するにパートナーが関わらないといけない決断の負担が、女性のみに課されるということだ。そのため近年では避妊行為における負担の平等な分担を求める声が世論に浮上しつつある。新しい世代のフェミニストたちが身体をめぐる議論の活性化に改めて取り組み始めている。女性の身体の問題は過去50年軽視される傾向にあったわけだが、2010年代初頭、女たちは自身の身体、それもかなり繊細な側面に至るまでを取り返す時が来たと立ち上がった。だが身体の客観化と疎外という家父長的なメカニズムを解体したいと願うのは、もはや彼女たち女だけではなさそうである。これが本書の核となる部分だ。

　男性避妊の議論が男性自ら考えられるようになったということはまさに朗報である。ここでは、この議論が全く新しい意識改革ということではなく、女性避妊の闘いに続いて起こった歴史ある取り組みであることを特記したい。男性用避妊の解禁は40年前から叫ばれてきたが、それは同時期より開発されたヒートパンツの小規模生産でしか達成されていない。パイオニアがわずかに集まり開かれたチャンスだったが、その後の1980年代初頭、ピルもヒートパンツも頓挫してしまった。

ギヨーム・ドーダンとステファン・ジョルダンは本書を通してこの議論を再開し、男性たちがフェミニズムの闘いの中でどのような役割を果たすことを望んでいるのかを明らかにする。これはほとんど前代未聞と言っていい。なぜなら第二波（フェミニズム）では、注意して探せば活動する女たちの側に確認できた男性たちも数人はいるとはいえ、女たちは女たちだけで自分たちの闘いを築き、主導してきたわけなのだ。そして何より、長い間、男たちはフェミニズムが存在しないかのように、あるいは「頭のいい女」たちの問題であって、自分たちには関係ないかのように振る舞っていたことも周知の事実だからである。さらにフェミニズムの要求を政治の場へと届けないよう入念に策略を講じてき者たちのことはいうまでもない。フェミニストたちの究極目的は家父長制の打破であり、女性に対する差別と暴力を永続させながら男性には支配的地位の恩恵と特権を留保する社会のジェンダー階層を終わらせることにあるのだから、これは驚くにはあたらない。当然のことながら、男たちは自分たちにとってこれほど重大な影響を与える取り組みに参加することを長い間拒んできた。

　だが目を覚ます時が来た。それは性生活に関連する問題に焦点を当てた目下の運動の性質と大いに関連していると私は考えている。＃MeToo 運動の爆発的な広がりと、それに続く性差別や性暴力との闘いの多大な影響は、いまだ収まることはない。特にこの流れは、性差別や性暴力の再発と激化に対する責任を男性が自ら問うきっかけとなった。おそらくフェミニズムの歴史上初めて、彼らは自分たちには関係ないと見て見ぬフリをすることができなくなったのである。

　彼らの行動はまだ大規模な動員には至っていないが、有望な兆しもいくつかあり、私は希望を抱いている。『避妊男子』は特に注目に値する一冊である。二人の著者が避妊というプリズムを通して自分たちの恋愛事情を紐解いていく展開が印象的だ。どちらもパートナーがこれまでどのように避妊しているかということを全く気にしたことがなかったと気づき、かつて失敗に終わったという「革命」への調査に熱い思いを持って取り掛かる。1980年代末のエイズの流行による運動の頓挫、製薬業界の広範な抵抗（これら業界はバイアグラの販売に何十億も費やすことを躊躇しなかったのにもかかわらずだ）、政治家の消極的な態度（市民社会のせいにするマルレーヌ・シアパ氏への著者らのインタビューは金字塔と言っていい）、男性たちのピルを受け入れたくないという明らかな気持ち（女性が不満なく我慢している副作用を恐れているということ）など、何

が決定的な要因となって男性向け避妊薬の取り組みを葬ってしまったかは未だ分からないままだ。

　かれら「冒険家」に与えられた選択肢は、あまりエキサイティングなものではない。週１回のホルモン注射には禁忌があり（特に前立腺がんの既往）、パイプカットの性質には震え上がらせるものがある（しかし、何百万人ものアメリカ人はこれを魅力的に感じ、親睦を深めるため「ブロセクトミー」と呼ばれる機会を設けたりしている）。ヒートパンツの効果はまだ限定的で洗練されていないため、避妊リングを使うしかない。さて、ギヨーム・ドーダンとステファン・ジョルダンは男性避妊を実践するのだろうか？
　確かなのは、彼らがすでに男性的なフェミニズムを体現しており、それは性を求める闘いの未来に決定的な貢献をするだろうということだ。フェミニストの活動を支援しそれを支持する人たちの味方になることと、日常的に自分の行動を変え、最後まで関わる決断をすることは全く別の実践であり、重要なのは、後者なのである。

Petite bibliographie

• **Sabrina Debusquat,** *Marre de souffrir pour ma contraception,*
Les Liens qui Libèrent, 2019.
• **Camille Froidevaux-Metterie,** *Le Corps des femmes.*
La bataille de l'intime, Philosophie Magazine Éditeur, 2018 ; Points Seuil, 2021.
• **Olivia Gazalé,** *Le Mythe de la virilité***,** Robert Laffont, 2017.
• **Alban Jacquemart,** *Les Hommes dans les mouvements féministes*. Socio-histoire
d'un engagement improbable, Presses Universitaires de Rennes, 2015.
• **Roger Mieusset, Jean-Claude Soufir,** *La Contraception masculine, Springer***,** 2012.
• Élodie Serna, Opération vasectomie. Histoire intime et politique
d'une contraception au masculin, Libertalia, 2021.
• **Victoire Tuaillon,** *Les Couilles sur la table,* Binge éditions, 2019.

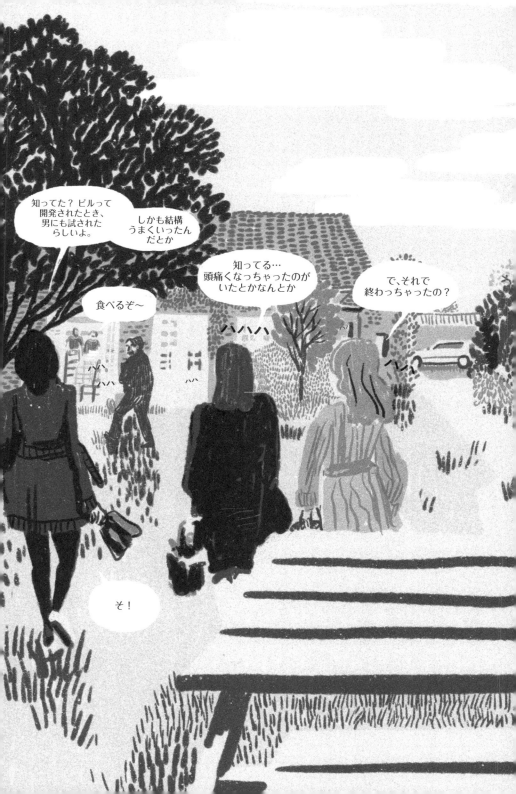

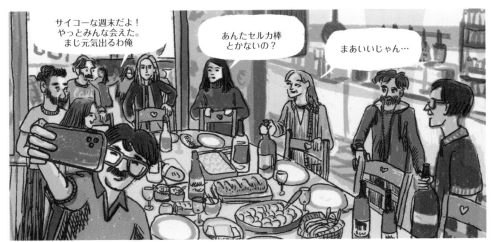

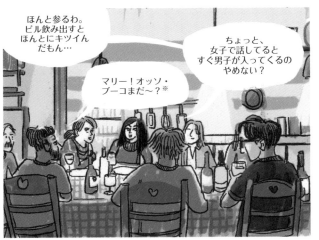

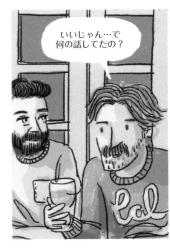

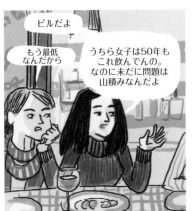

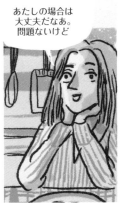

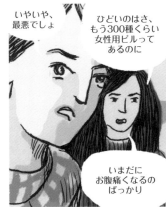

※オッソ・ブーコは仔牛のすね肉を辛口の白ワインで煮込み、野菜（ニンジン、トマト、ネギ）を添えたミラノ伝統料理である。
ミラノ風リゾットが添えられることが多い。

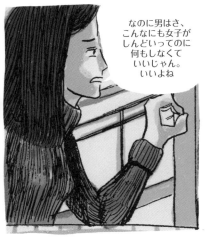

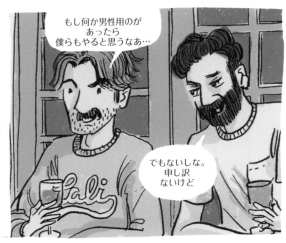

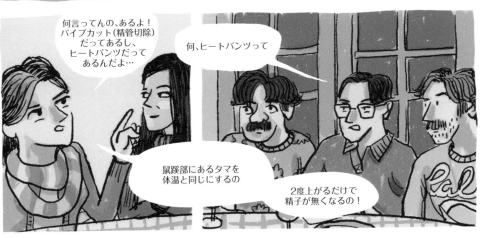

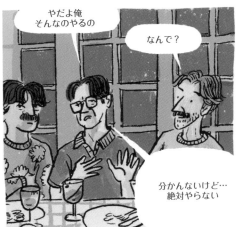

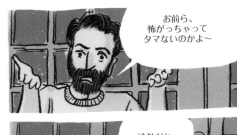

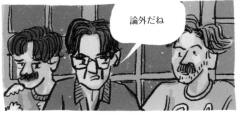

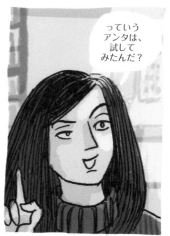

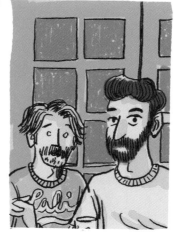

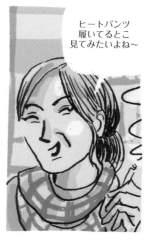

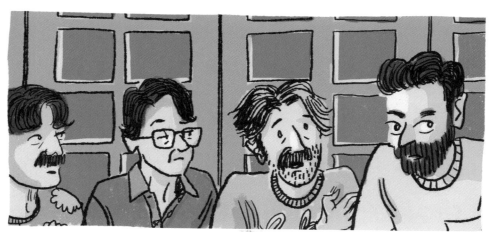

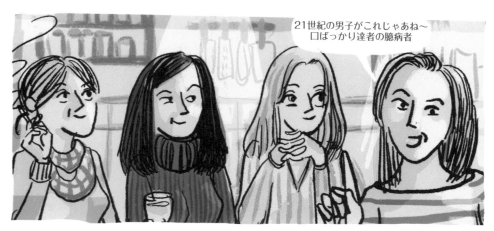

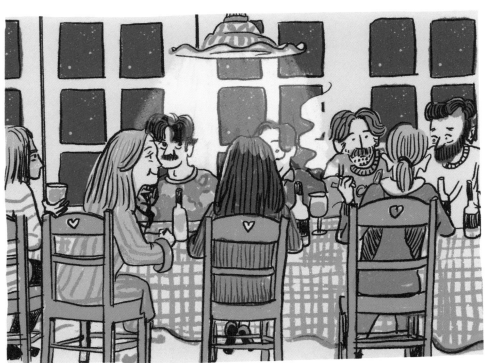

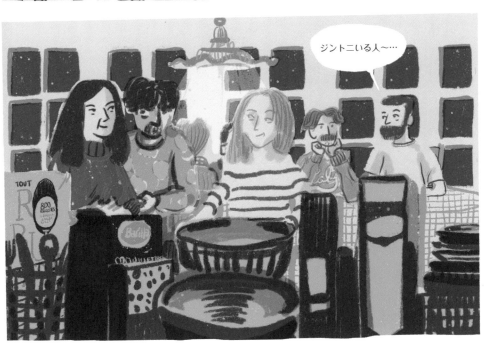

11

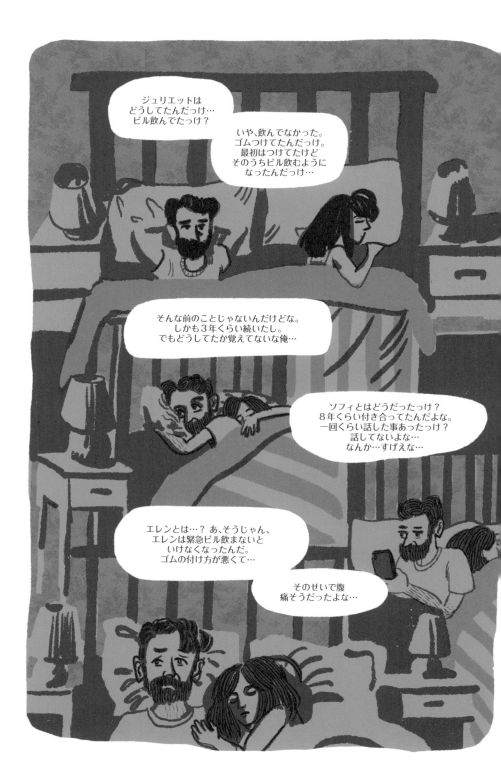

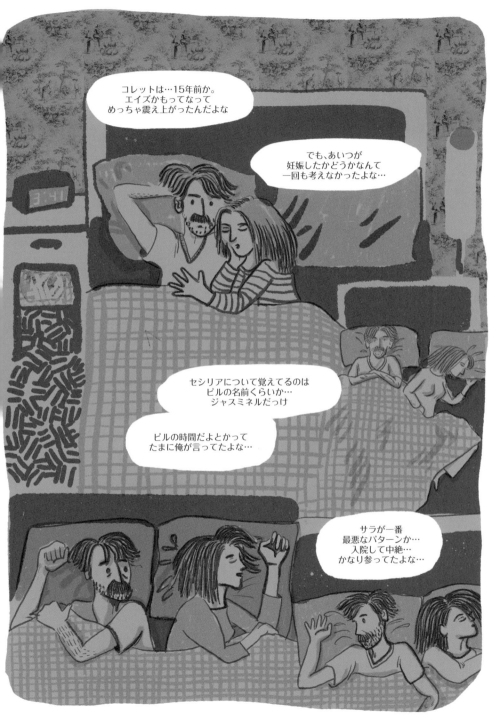

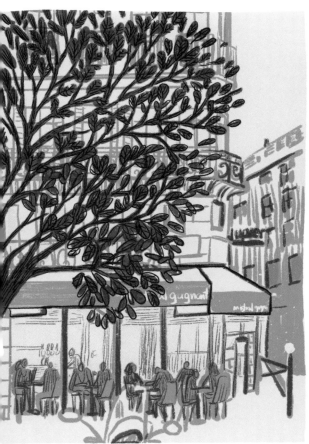

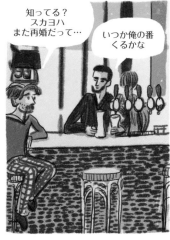

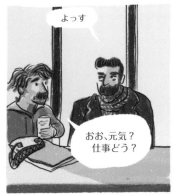

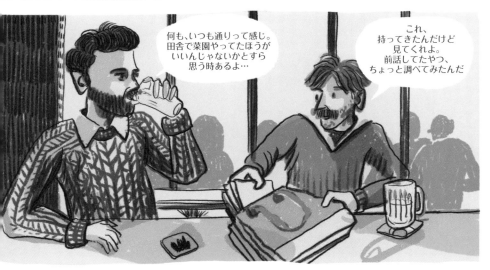

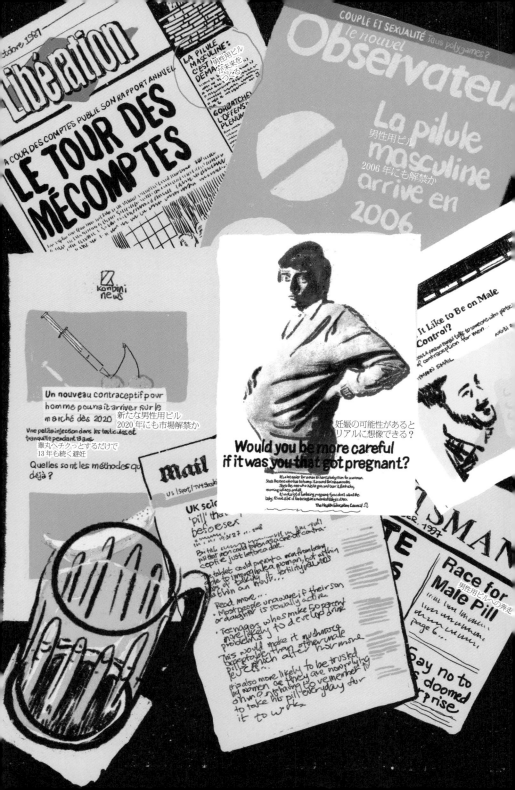

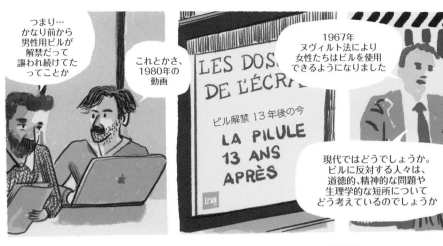

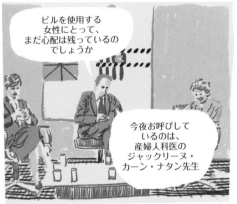

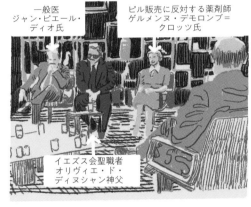

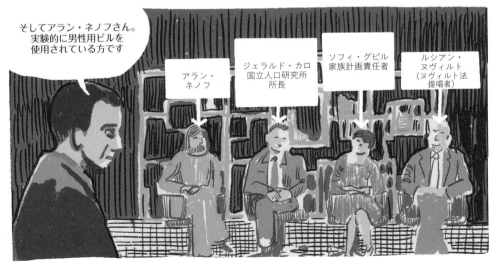

私たち被験者6人は、
女性用ピルと同じような
ピルを服用しました

考えたんです。
社会において 男性の役割って
何なのかって

男性間の
競争的関係って何なのか
父親である事とは
って

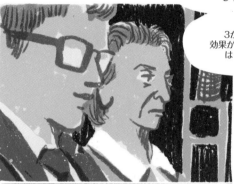
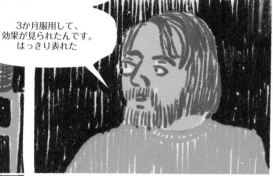

男も子どもが欲しかったり、
いらなかったりする。
言葉では言うけど、
行動はしてこなかった
じゃないですか

3か月服用して、
効果が見られたんです。
はっきり表れた

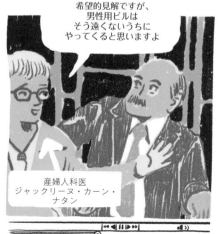

希望的見解ですが、
男性用ピルは
そう遠くないうちに
やってくると思いますよ

産婦人科医
ジャックリーヌ・カーン・
ナタン

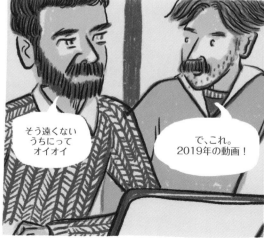

そう遠くない
うちにって
オイオイ

で、これ。
2019年の動画！

18

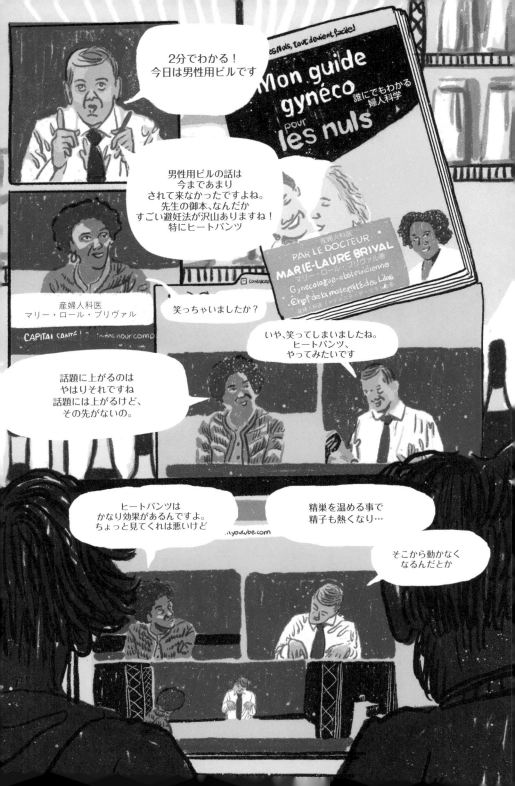

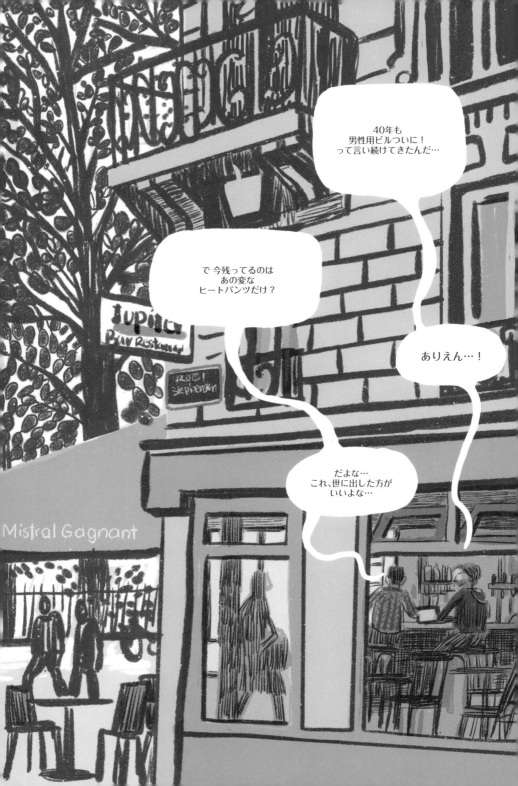

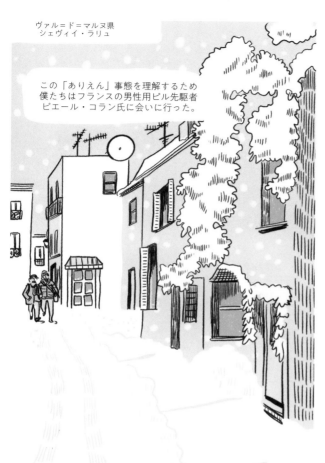

ヴァル＝ド＝マルヌ県
シェヴィイ・ラリュ

この「ありえん」事態を理解するため
僕たちはフランスの男性用ピル先駆者
ピエール・コラン氏に会いに行った。

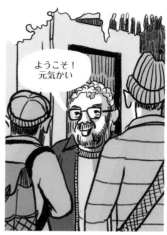

ようこそ！
元気かい

初めての面会だった。

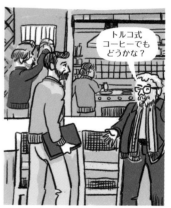

トルコ式
コーヒーでも
どうかな？

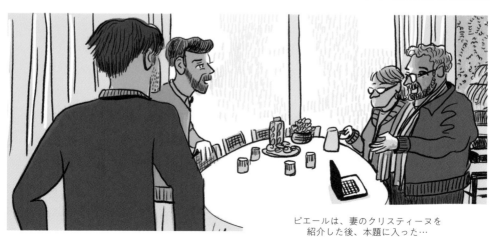

ピエールは、妻のクリスティーヌを
紹介した後、本題に入った…

21

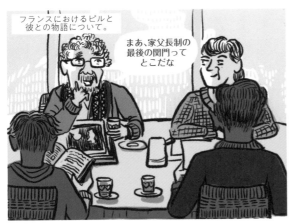

フランスにおけるピルと彼との物語について。

まあ、家父長制の最後の関門ってとこだな

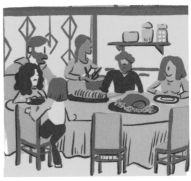

70年代の終わり、地理学者のピエールは僕たちを迎えてくれたこの一戸建ての家に友人たちと共同生活していた。

7〜8人で生活していたという。

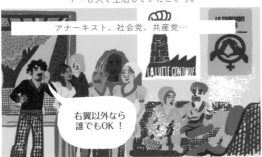

アナーキスト、社会党、共産党…

右翼以外なら誰でもOK！

金、疑念、性生活も…

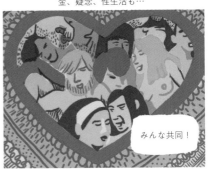

みんな共同！

男女平等を求める女性解放運動も至る所で起こっていた。

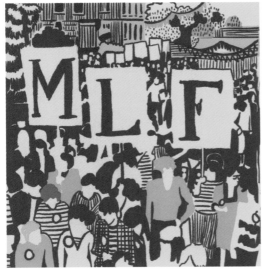

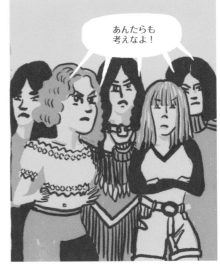

あんたらも考えなよ！

共同生活においては、このプレッシャーで男たちも自分たちを問い始めた。

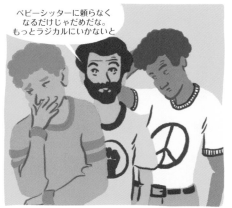

ベビーシッターに頼らなく
なるだけじゃだめだな。
もっとラジカルにいかないと

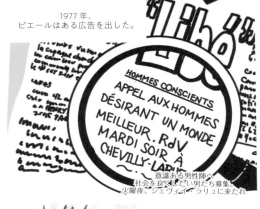

1977年、
ピエールはある広告を出した。

HOMMES CONSCIENTS
APPEL AUX HOMMES
DÉSIRANT UN MONDE
MEILLEUR. RdV
MARDI SOIR À
CHEVILLY-LARUE

意識ある男性陣へ
社会を良くしたい男たち募集。
火曜夜、シェヴィイ=ラリュに来たれ

男たちは募集に集まった。
ピエールが中心となって座談会が行われた。
何よりもまず男たちだけで話そう
というのが目的だった。

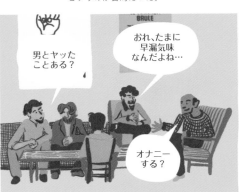

男とヤッた
ことある？

おれ、たまに
早漏気味
なんだよね…

オナニー
する？

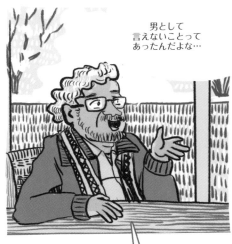

男として
言えないことって
あったんだよな…

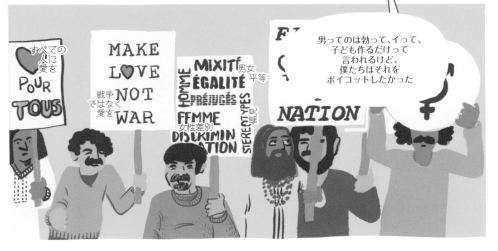

男ってのは勃って、イッて、
子ども作るだけって
言われるけど、
僕たちはそれを
ボイコットしたかった

トゥールにそうした男性の団体の一つがあった。
僕たちは80年代のカセットを入手し、その会話を聞くことができた。

父性に関して

「当時、二人目ができた時、すごい
いたたまれなかったんだ。
ティティンヌが無理やり作らせたのを恨んだよ。
あいつは子どもが欲しくて、僕は欲しくなかった。
でも協力したんだ…」

中絶について

「顔面蒼白だった。中絶する彼女を見てて…
変な感じがした。だけど俺は間違いを犯して、
彼女は妊娠した。
立ち会うくらいしないと…」

「避妊なんか考えもしないで彼女と寝たことに
むちゃくちゃ責任感じたよ。
だから責任とって、立ち会った。
罰を与えられてる気分だった。
いまだに思い出すよ…
僕が中絶したわけじゃなくても」

性欲に関して

「挿れずにイかなくて我慢できる？」

「あんま好きじゃないけど、
できる」

「知らない女でも？」

「俺、できない…ありえんけど。
でも会ったばっかの女って、挿れてやりたいし、喉まで突
っ込みたい(笑)
それはもう、奥の奥までさぁ」

同意について

「当時、こう思ってた。ちょっと強めに出たら、
あいつも偏見とか捨てるんじゃないかって。
で、そう言う気になるんじゃないかって。
レイプだったんだよな、あれ」

「初めてのときって、いつも葛藤だよな。
特に痛い目見るわけじゃないけど、なんていうか、
ヤリたくない！ いや、ヤリたいだろ！っていう…」

避妊について

「生殖能力を管理することは、権力に反する力を持つこと。
自分たちのせいで女性が妊娠するのを防ぐこと。
彼女たちが望むかどうかにかかわらず」

「でもさ、避妊の責任持って男性性を否定するとか、
もはや男性性の完全否定じゃん」

「性とよりよくやっていけると思う。
挿入しなくても。
支配されもしないし、義理も感じなくなるよ」

「男たち」は立ち上がった。
ピエールと仲間たちは 1980 年、ある雑誌を刊行した。

「Couilles sur la table＊（タマを割って話そう）」
の先駆とも言っていいが、こちらは 50 ページの活字。

自分たちのセクシュアリティ、父性、子どもと僕らとの関係について、
僕たちは話し合い、考えた。実の子ども、一緒に住んでる子ども、
子どもが欲しいと考えてること、それを想像すること、
あるいは、子を持たないという選択。座談会以上のことをしたかった。
子どもが欲しくないのに、責任を持たないなんてできない。
なぜ、禁欲（ゴムや挿入しないこと）以外に男性用避妊術がないという事実を
運命みたいに捉えないといけないのか？
そして、調査がはじまったんだ。

＊男性性を取り扱うポッドキャスト番組。
＊＊ ARDECOM：ヴィクロワール・テュアイヨン、バンジュ・オーディオ局。
ARDECOM とは「男性用避妊術の開発を研究する会」のこと。

そこで、彼らは「男性病学専門医」、
つまり婦人科の男性バージョンの専門家、
スーフィル医師と面会した。
スーフィル氏は男性向けのホルモン避妊術
について研究していた。

薬の副作用は女性用ピルと同じ。

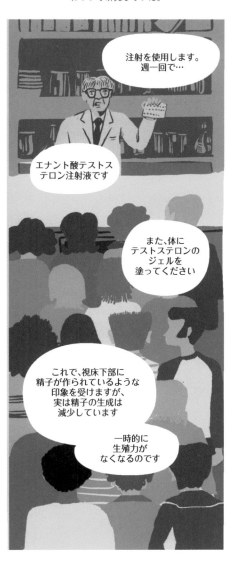

注射を使用します。
週一回で…

エナント酸テストス
テロン注射液です

また、体に
テストステロンの
ジェルを
塗ってください

これで、視床下部に
精子が作られているような
印象を受けますが、
実は精子の生成は
減少しています

一時的に
生殖力が
なくなるのです

ホルモン式避妊術は女性用ピルと似たような
メカニズムだ。フランスでは80年代、
およそ30～50人の男たちが
この手仕事の方式を試した。
そこにピエール・コランもいた。

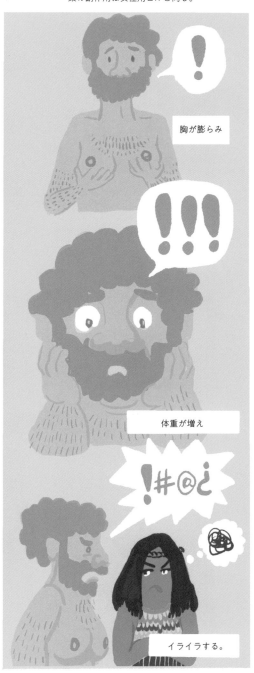

胸が膨らみ

体重が増え

イライラする。

次の方法、
いわゆる「温度法」が始まった。
ヒートパンツである。

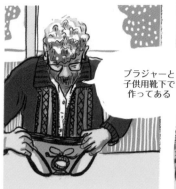
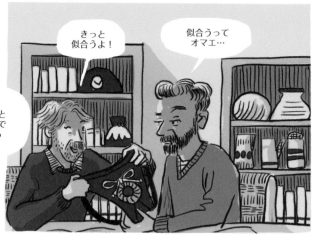

ブラジャーと
子供用靴下で
作ってある

きっと
似合うよ！

似合うって
オマエ…

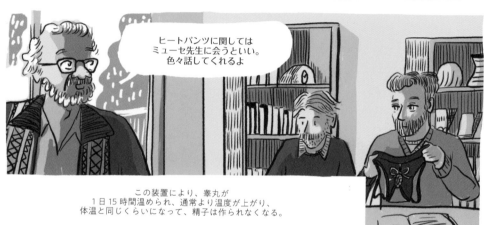

ヒートパンツに関しては
ミューセ先生に会うといい。
色々話してくれるよ

この装置により、睾丸が
1日15時間温められ、通常より温度が上がり、
体温と同じくらいになって、精子は作られなくなる。

第一回目の試着は至難の業…

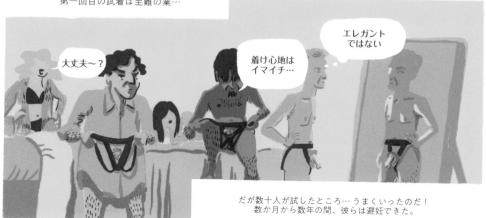

大丈夫〜？

着け心地は
イマイチ…

エレガント
ではない

だが数十人が試したところ…うまくいったのだ！
数か月から数年の間、彼らは避妊できた。

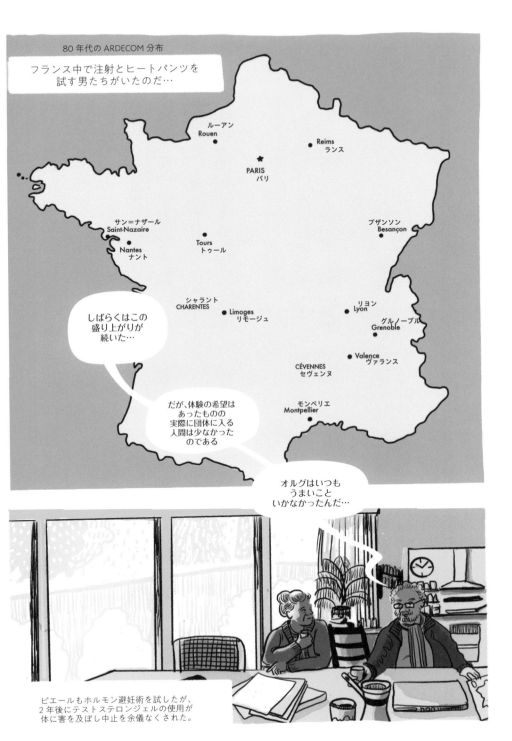

匙を投げるメンバーも
少なくなかった。

8 juin 1983
1983 年 6 月 8 日

Chers amis,

Le groupe ARDECOM Tours n'a plus d'existence
régulière (plus de contraceptés depuis plus d'un
an, plus de réunions de groupe). Il n'y a guère de
désir de continuer quelque chose dans la mesure où
le groupe de départ expérimenteur a arrêté depuis
longtemps et au同志ouvel élément n'est venu se
rapporter (ni i

ARDECOM トゥールはすでにほぼ解散と言える状
（避妊している人間はもうおらず、会議ももう行
ません）。
かなり以前よりスタートメンバーは活動をやめて
新たな取り組みはありません（人手も足りず、技
歩もありません
そのため、これ以上活動を行う意向はありません

l'association pour la ré

9, rue Albert Thomas 97130 CHEVILLY-LARUE
Adresse postale : 6 bis, rue Hippolyte Maindron 75014 PARIS
Adresse trésorerie : 130, avenue du Parc 14400 LUNEL-VIEL

ption masculine

Lunel-Viel, le 22 Novembre 1983

Madame, Monsieur,
        Vous utilisez ou vous prescrivez une contraception masculine horm
pale en suivant un protocole intitulé "Mode d'emploi pour une contraception
masculine hormonale" . Ce protocole "permet à des hommes désirant une contra-
ception hormonale), de ne plus être dans un cadre de recherche expérimentale,
relativement astreignant, mais dans l'optique d'un groupe élargi d'utilisateurs

        Un effet secondaire à cette méthode est apparu : une pilosité anor-
male chez certaines compagnes d'hommes contraceptés a conduit au dépistage d'un
taux de testostérone plasmatique trop élevé (pour 11 femmes sur 12 résultats
connus à ce jour).

        Cette nouvelle donnée changeant un des points importants du proto-
cole : ne pas altérer la santé. et l'optique dans laquelle nous nous situons
(contraception indivi   culine) nous amène à plusieurs réflexions et
propositions   on de la diffusion en pr
            changement de la nature

技術的な挫折もあった。

        Vous utilisez ou vous prescrivez une contraception
masculine hormonale en suivant notre protocole.

        Un effet secondaire à cette méthode est apparu : une
pilosité anormale chez certaines compagnes d'hommes contraceptés
a conduit au dépistage d'un taux de testostérone plasmatique trop
élevé (pour 11

        Cette nouv   このマニュアルは「ホルモン避妊術を望む男性が強制的であるとみられる実験的な
protocole : ne   枠組みではなく、使用者の拡大を目指す団体としての位置付けから使用できるように
réflexions et p   とのため作られました。

        - suspensio しかしながら、この避妊術の副作用が発見されました。発毛の状態が異常な水準に達
        - changemen た被験者のパートナーにおける血漿中のテストステロンの大幅な上昇（現段階で12
une forme expé   ue et donc restreinte。
                【重要】この新たな実験結果により、マニュアルの一部が変更となりました。
                健康に害を及ぼすことを防ぐため、以下の提案をさせていただきます。
                ―マニュアル配布の一時停止。
                ―マニュアルの対象を広範かつ一般的なものより、実験的・制限的形式へと移行。
                        presence.

Amicalement,

会員の方へ
「ホルモン避妊術の利用法」のマニュアルに従いホルモン避妊術を現在使用している、
あるいは使用申し込みをしていただき、誠にありがとうございます。

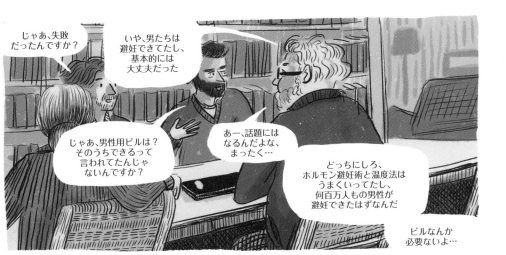

じゃあ、失敗だったんですか？

いや、男たちは避妊できてたし、基本的には大丈夫だった

じゃあ、男性用ピルは？そのうちできるって言われてたんじゃないんですか？

あー、話題にはなるんだよな、まったく…

どっちにしろ、ホルモン避妊術と温度法はうまくいってたし、何百万人もの男性が避妊できたはずなんだ

ピルなんか必要ないよ…

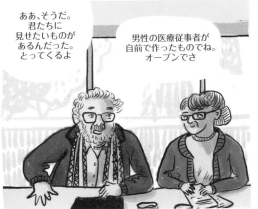

ああ、そうだ。君たちに見せたいものがあるんだった。とってくるよ

男性の医療従事者が自前で作ったものでね。オーブンでさ

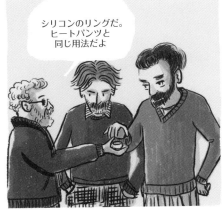

シリコンのリングだ。ヒートパンツと同じ用法だよ

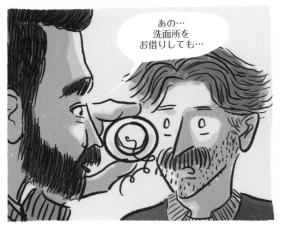

あの…洗面所をお借りしても…

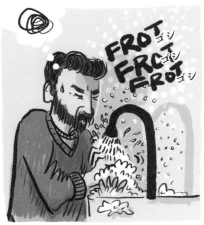

FROT ゴシ
FROT ゴシ
FROT ゴシ

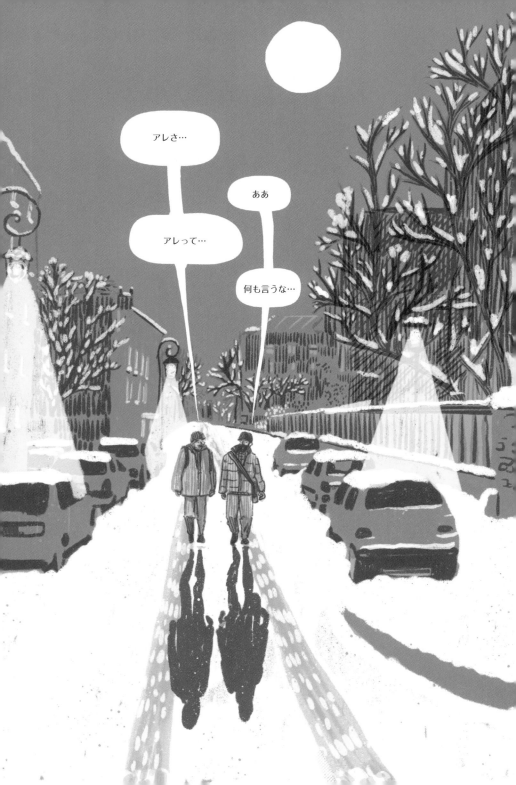

マルレーヌ・シアパ

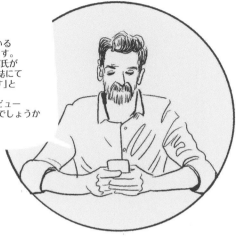

こんにちは。
私は現在男性避妊に取り組んでいる
ステファン・ジョルダンと申します。
2017年5月にマルレーヌ・シアパ氏が
女男平等大臣に就任した際、『エル』誌にて
「男性避妊のさらなる発展を目指す」と
述べられていました。
この件に関して大臣に直接インタビュー
させていただきたく存じますが、いかがでしょうか

ステファン・ジョルダン

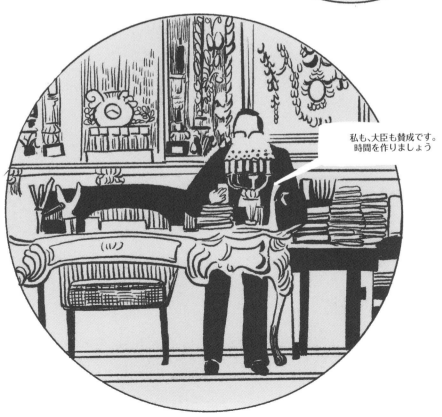

私も、大臣も賛成です。
時間を作りましょう

13区、パリ・ディドロ大学。ギヨームとステファンは、
男性避妊術を開発し世間を揺るがした医師の一人、
ロジェ・ミューセに出会う。

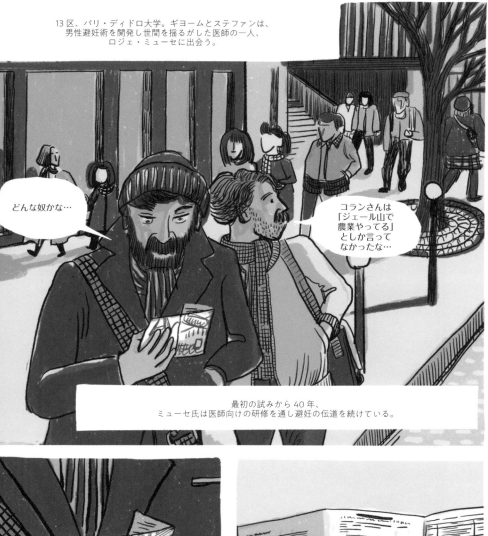

どんな奴かな…

コランさんは
「ジェール山で
農業やってる」
としか言って
なかったな…

最初の試みから40年、
ミューセ氏は医師向けの研修を通し避妊の伝道を続けている。

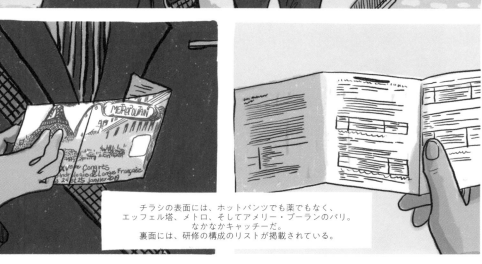

チラシの表面には、ホットパンツでも薬でもなく、
エッフェル塔、メトロ、そしてアメリー・プーランのパリ。
なかなかキャッチーだ。
裏面には、研修の構成のリストが掲載されている。

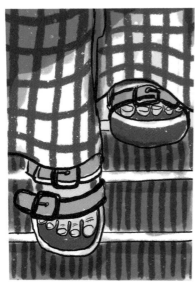

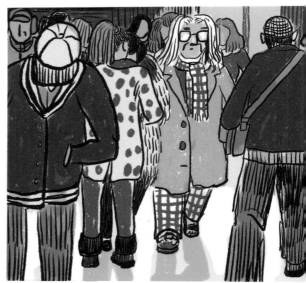

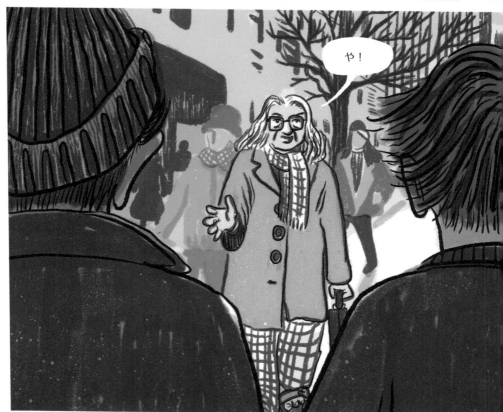

や！

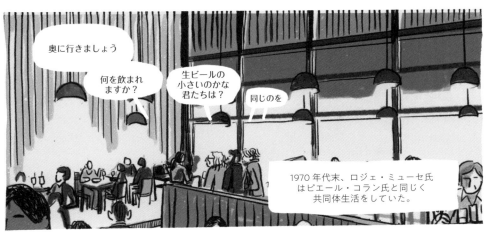

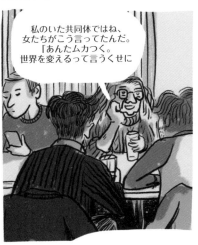

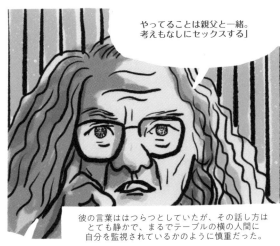

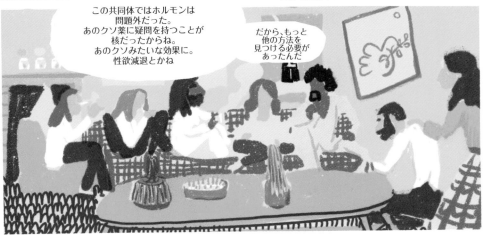

かなり手探りの開発

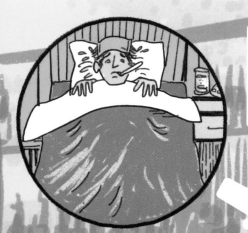

「私たちは、例の
伝統的医学的原則に立ち返った。
精子の数は、
睾丸の温度を上げると一気に減る」

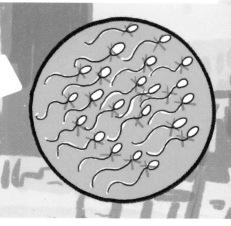

「パリでは、遠隔操作のできる
ミニカーの電熱線を
パンツに縫い付けて、
睾丸を温めたやつが
3人いるって言う話だった」

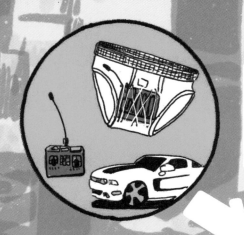

「問題は、外部から熱が入ると
体が抵抗することだった。
そこで、別の方法を
考え出したんだ

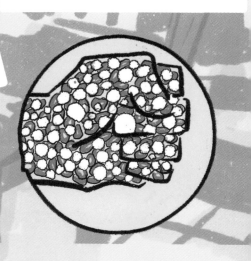

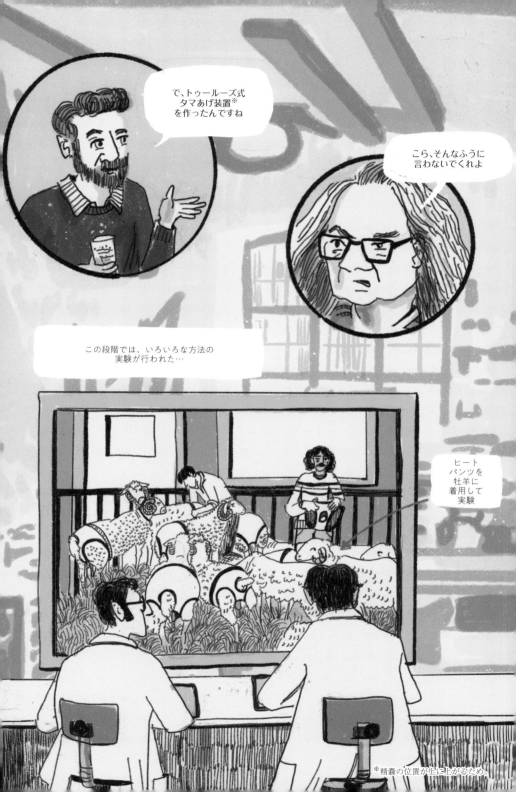

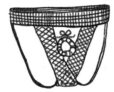

後に、もう少し進んだ
実験計画にたどり着いたんだ…

温度法の用法

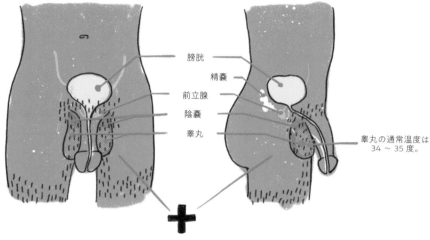

膀胱

精嚢

前立腺

陰嚢

睾丸

睾丸の通常温度は
34 ～ 35 度。

＋

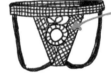

ペニスを通す穴の
直径を調節する紐。
締めすぎると、軽度だが陰嚢に
刺激を与える恐れがある。

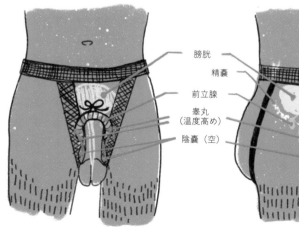

膀胱

精嚢

前立腺

睾丸
（温度高め）

陰嚢（空）

ヒートパンツに
よって
睾丸の温度は
36 ～ 37 度に
上がる。

このわずかな変化により、精子の形成が妨げられる。
これを 1 日 15 時間、3 か月間装着することで、
男性は避妊できるようになるのだ。

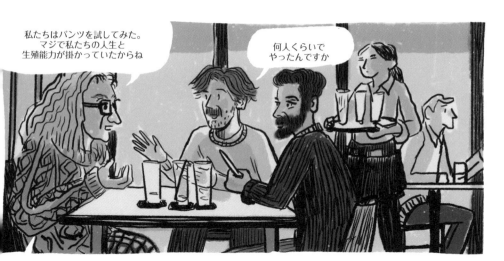

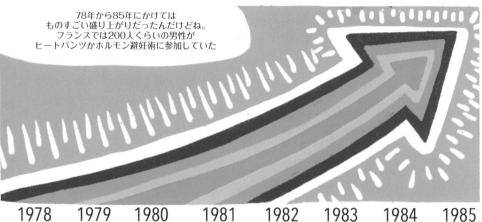

1978　1979　1980　1981　1982　1983　1984　1985

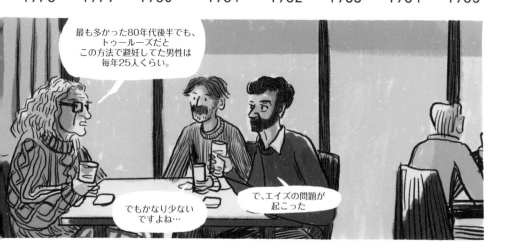

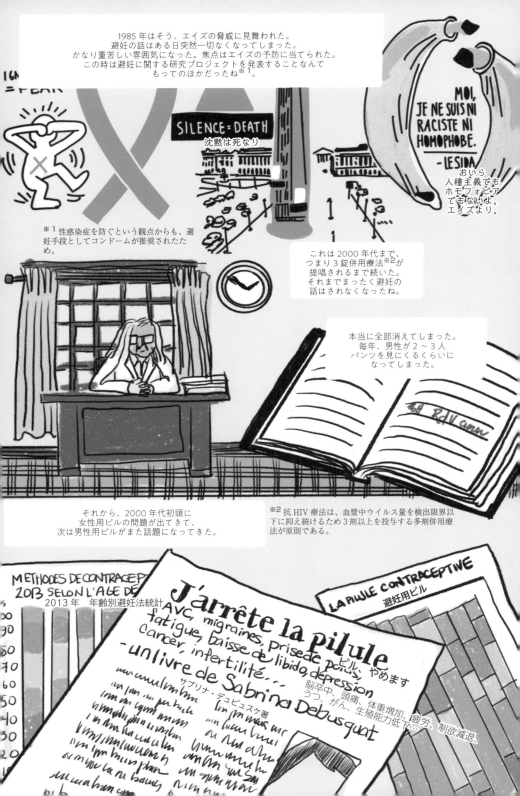

1985年はそう、エイズの脅威に見舞われた。
避妊の話はある日突然一切なくなってしまった。
かなり重苦しい雰囲気になった。焦点はエイズの予防に当てられた。
この時は避妊に関する研究プロジェクトを発表することなんて
もってのほかだったね※1。

SILENCE = DEATH
沈黙は死なり

MOI,
JE NE SUIS NI
RACISTE NI
HOMOPHOBE.
- LE SIDA

おいら
人種主義でも
ホモフォビア
でもないよ。
エイズより。

※1 性感染症を防ぐという観点からも、避妊手段としてコンドームが推奨されたため。

これは2000年代まで、つまり3錠併用療法※2が提唱されるまで続いた。それまでまったく避妊の話はされなくなったね。

本当に全部消えてしまった。
毎年、男性が2〜3人
パンツを見にくるくらいに
なってしまった。

それから、2000年代初頭に
女性用ピルの問題が出てきて、
次は男性用ピルがまた話題になってきた。

※2 抗HIV療法は、血漿中ウイルス量を検出限界以下に抑え続けるため3剤以上を投与する多剤併用療法が原則である。

METHODES DE CONTRACEP
2013 SELON L'AGE D
2013年 年齢別避妊法統計

J'arrête la pilule
ピル、やめます
Avc, migraines, prise de poids,
fatigue, baisse de libido, depression
cancer, infertilité...
- un livre de Sabrina Debusquat
サブリナ・デュビュスケ著
脳卒中、頭痛、体重増加、疲労、制欲減退
うつ、がん、生殖能力低下...

LA PILULE CONTRACEPTIVE
避妊用ピル

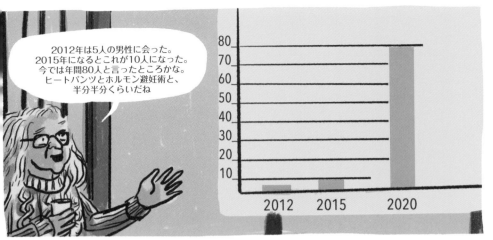

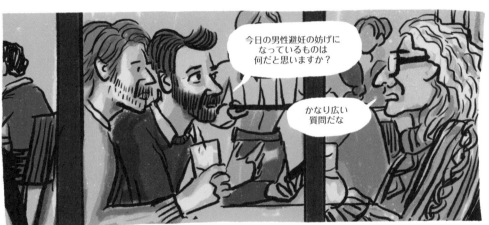

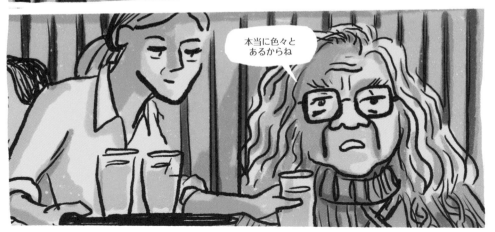

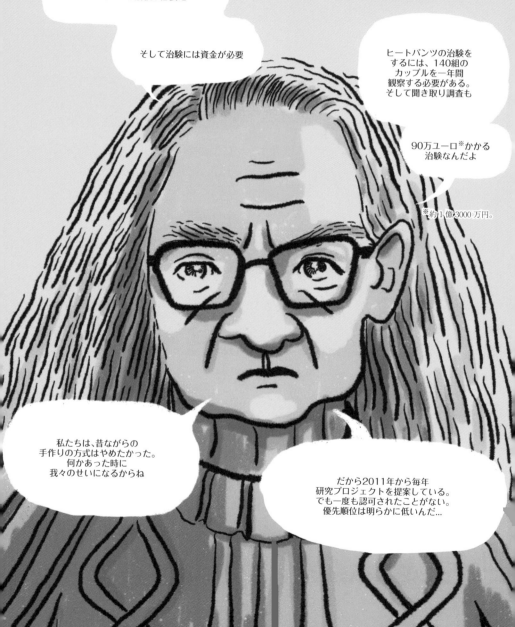

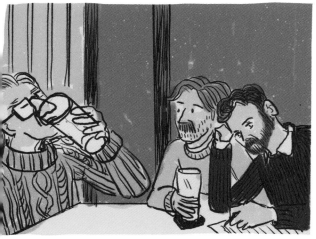
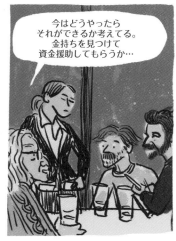
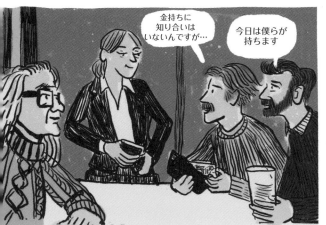
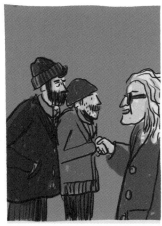
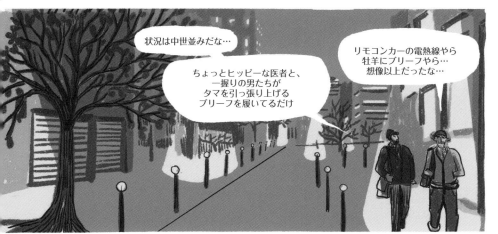

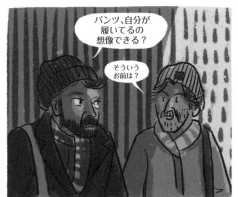

パンツ、自分が
履いてるの
想像できる？

そういう
お前は？

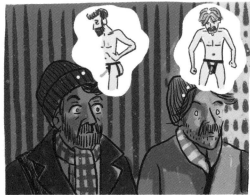

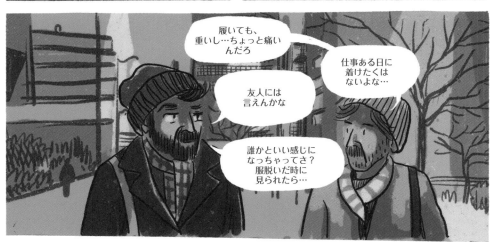

履いても、
重いし…ちょっと痛い
んだろ

仕事ある日に
着けたくは
ないよな…

友人には
言えんかな

誰かといい感じに
なっちゃってさ？
服脱いだ時に
見られたら…

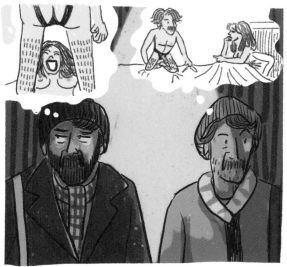

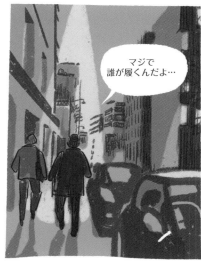

マジで
誰が履くんだよ…

マルレーヌ・シアパ

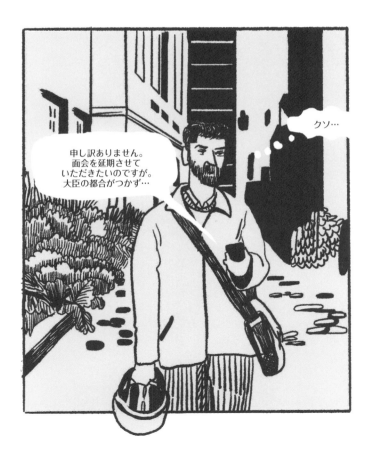

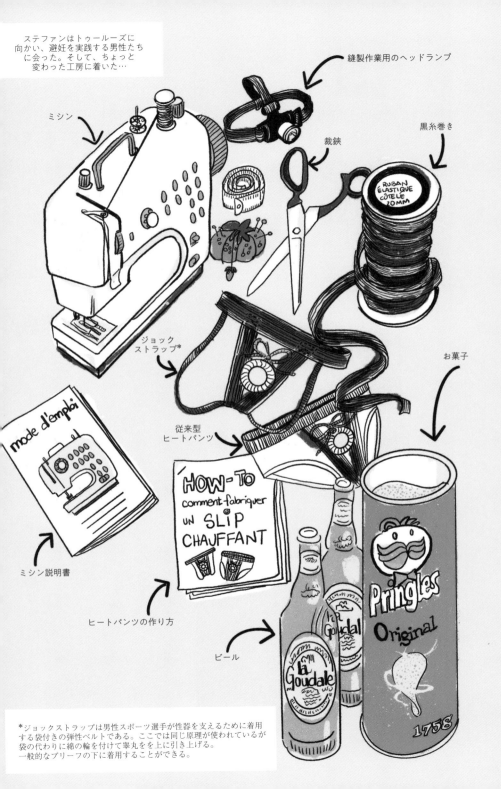

ステファンはトゥールーズに
向かい、避妊を実践する男性たち
に会った。そして、ちょっと
変わった工房に着いた…

縫製作業用のヘッドランプ

ミシン

裁鋏

黒糸巻き

RUBAN
ELASTIQUE
CÔTELÉ
20MM

ジョック
ストラップ*

お菓子

mode d'emploi

従来型
ヒートパンツ

ミシン説明書

HOW-TO
comment fabriquer
un SLIP
CHAUFFANT

Pringles
Original

1758

ヒートパンツの作り方

ビール

La
Goudale

La
Goudale

*ジョックストラップは男性スポーツ選手が性器を支えるために着用
する袋付きの弾性ベルトである。ここでは同じ原理が使われているが
袋の代わりに綿の輪を付けて睾丸をを上に引き上げる。
一般的なブリーフの下に着用することができる。

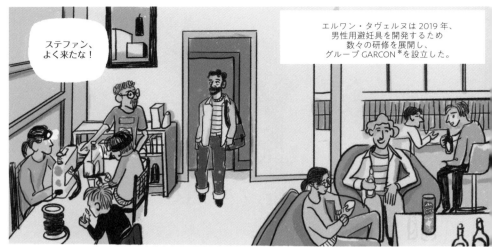

ステファン、
よく来たな！

エルワン・タヴェルヌは 2019 年、
男性用避妊具を開発するため
数々の研修を展開し、
グループ GARCON＊を設立した。

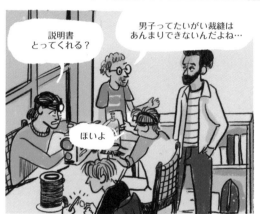

説明書
とってくれる？

ほいよ

男子ってたいがい裁縫は
あんまりできないんだよね…

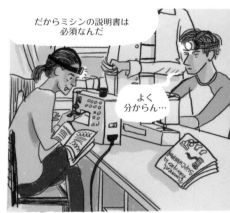

だからミシンの説明書は
必須なんだ

よく
分からん…

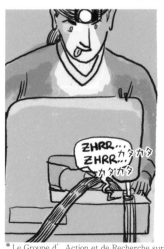

ZHRR…
ZHRR…カタカタ
カタカタ

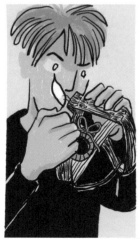

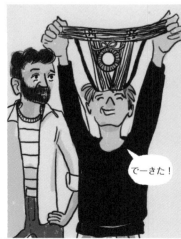

でーきた！

＊ Le Groupe d' Action et de Recherche sur la CONtraception（避妊に関して研究し行動する会）。

50

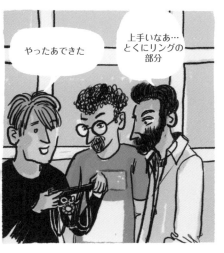

やったあできた

上手いなあ…
とくにリングの
部分

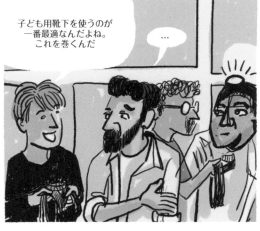

子ども用靴下を使うのが
一番最適なんだよね。
これを巻くんだ

…

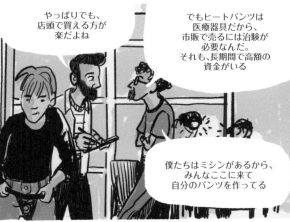

やっぱりでも、
店頭で買える方が
楽だよね

でもヒートパンツは
医療器具だから、
市販で売るには治験が
必要なんだ。
それも、長期間で高額の
資金がいる

僕たちはミシンがあるから、
みんなここに来て
自分のパンツを作ってる

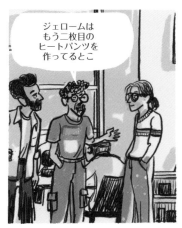

ジェロームは
もう二枚目の
ヒートパンツを
作ってるとこ

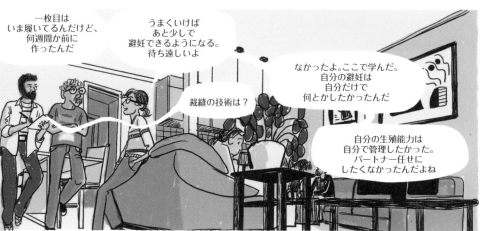

一枚目は
いま履いてるんだけど、
何週間か前に
作ったんだ

うまくいけば
あと少しで
避妊できるようになる。
待ち遠しいよ

裁縫の技術は？

なかったよ。ここで学んだ。
自分の避妊は
自分だけで
何とかしたかったんだ

自分の生殖能力は
自分で管理したかった。
パートナー任せに
したくなかったんだよね

51

子どもは欲しくないんだけど、
かといってパイプカットは嫌で…

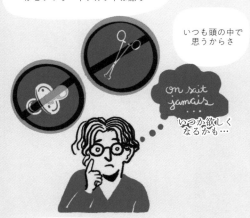

いつも頭の中で
思うからさ

いつか欲しく
なるかも…

BOF.................... まっぴら

CORRECT.................... まあ OK

BIEN............. ヨシ

EXCELLENT !!!!!!!!!! すっぱらしい！

出産奨励主義の社会を
解体するのって簡単じゃない。

僕の彼女は生理が
自然に来るのを
体感したくてピルをやめた。

でもお腹が痛く
なっちゃうから、
多分また飲み始めるって
言ってる。

もし彼女が
飲み始めたら、
こんなに考えない
かもね。

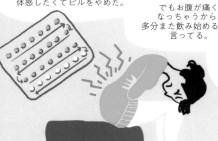

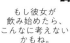

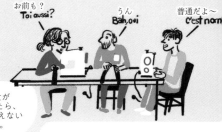

この研修では他のやつらに会える。
避妊とか、セクシュアリティの話を
男の間でするってあまりないんだよね。

男性性を問う機会にもなるしね。
例えば、僕はヒートパンツは
レースがいいんだ。
綺麗だと思うんだよね。

YOUPI!!!
イエーイ

避妊男子を
誇りに
思う！

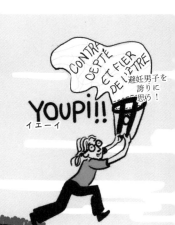

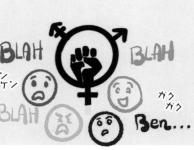

家父長制とかの話になると、
ものすごく思想的になるだろ。
でもこれはもっと具体的。

あと、これがきっかけで
盛り上がればいいなって。
男性用避妊術っていうもの
があるんだって
みんなに知ってほしい。

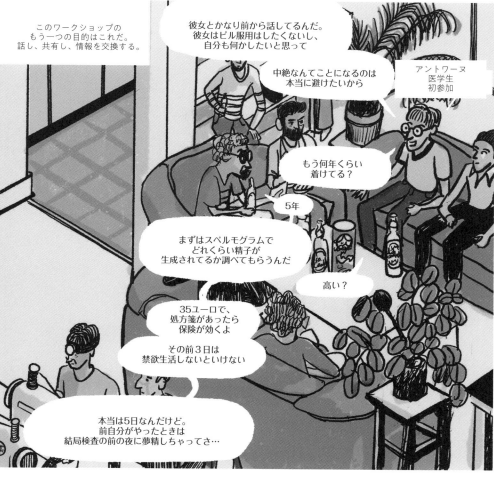

このワークショップの
もう一つの目的はこれだ。
話し、共有し、情報を交換する。

彼女とかなり前から話してるんだ。
彼女はピル服用はしたくないし、
自分も何かしたいと思って

中絶なんてことになるのは
本当に避けたいから

アントワーヌ
医学生
初参加

もう何年くらい
着けてる？

5年

まずはスペルモグラムで
どれくらい精子が
生成されてるか調べてもらうんだ

高い？

35ユーロで、
処方箋があったら
保険が効くよ

その前3日は
禁欲生活しないといけない

本当は5日なんだけど。
前自分がやったときは
結局検査の前の夜に夢精しちゃってさ…

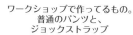

ワークショップで作ってるもの。
普通のパンツと、
ジョックストラップ

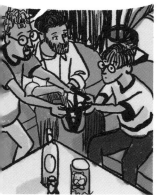

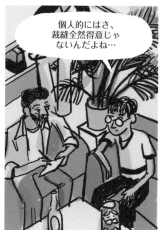

個人的にはさ、
裁縫全然得意じゃ
ないんだよね…

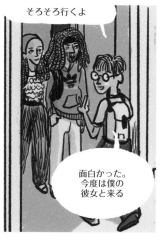

そろそろ行くよ

面白かった。
今度は僕の
彼女と来る

53

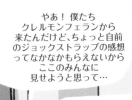

やあ！僕たち
クレルモンフェランから
来たんだけど、ちょっと自前
のジョックストラップの感想
ってなかなかもらえないから
ここのみんなに
見せようと思って…

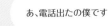

あ、電話出たの僕です

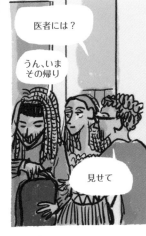

医者には？

うん、いま
その帰り

見せて

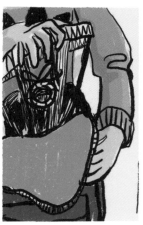

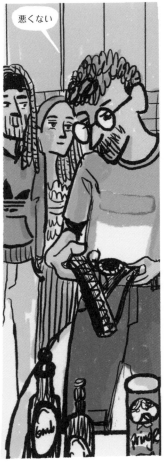

悪くない

ワークショップの後、エルワンは家で夕食でもとステファンを誘った。

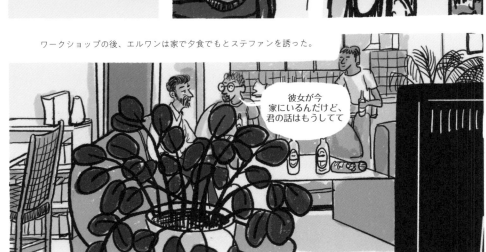

彼女が今
家にいるんだけど、
君の話はもうしてて

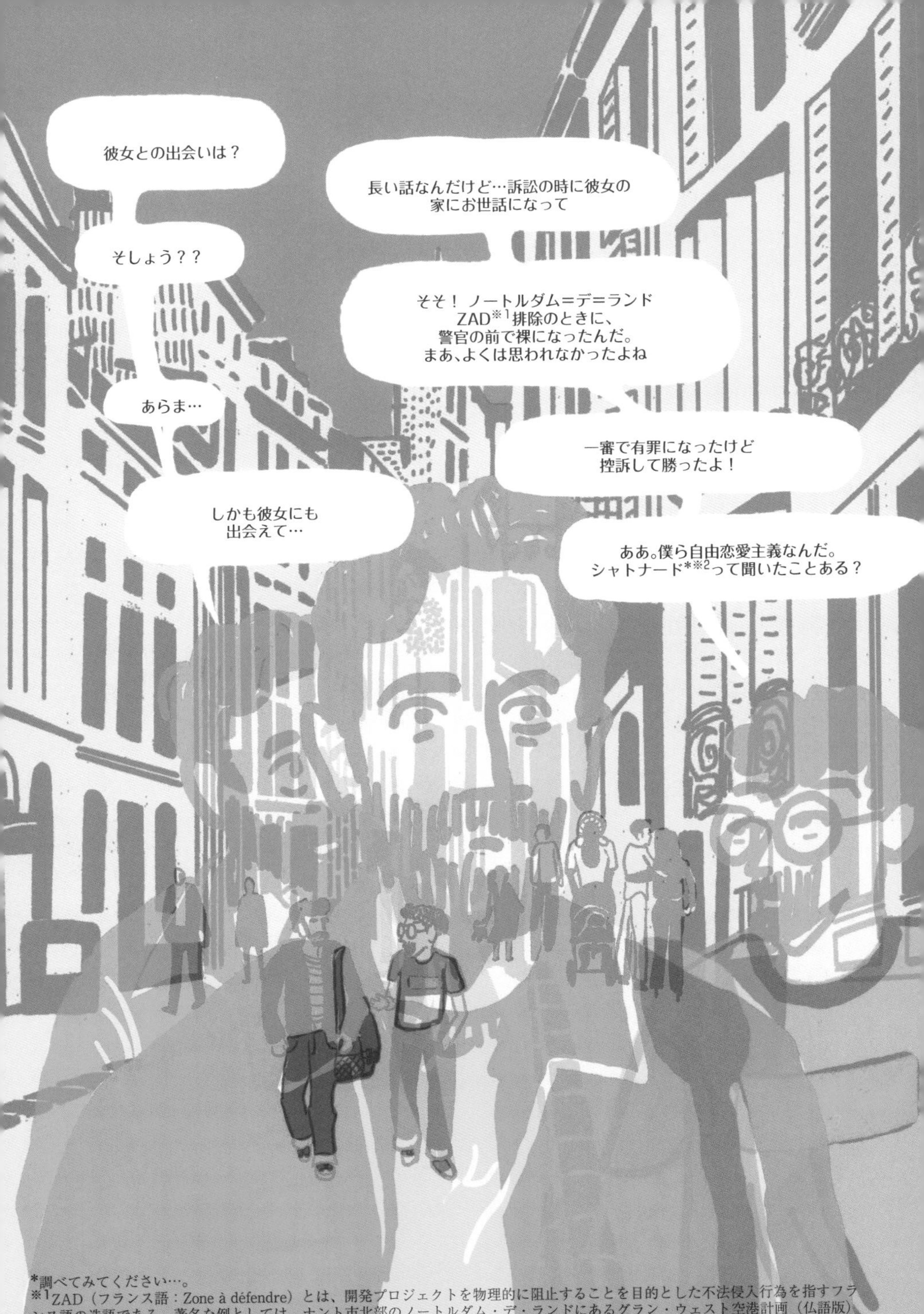

彼女との出会いは？

長い話なんだけど…訴訟の時に彼女の
家にお世話になって

そしょう？？

そそ！ノートルダム＝デ＝ランド
ZAD※1排除のときに、
警官の前で裸になったんだ。
まあ、よくは思われなかったよね

あらま…

一審で有罪になったけど
控訴して勝ったよ！

しかも彼女にも
出会えて…

ああ。僕ら自由恋愛主義なんだ。
シャトナード*※2って聞いたことある？

*調べてみてください…。
※1 ZAD（フランス語：Zone à défendre）とは、開発プロジェクトを物理的に阻止することを目的とした不法侵入行為を指すフランス語の造語である。著名な例としては、ナント市北部のノートルダム・デ・ランドにあるグラン・ウェスト空港計画（仏語版）の撤回を迫ったとされる「永久封鎖村」などがある。
※2「シャトナード」とは、年齢も性別も肌の色もさまざまな人たち（20人、30人以上）がある場所（シャトーが多い）に集まり、全裸になったり、性行為をして（義務ではない）週末を過ごすアクティビティ。

数日後….

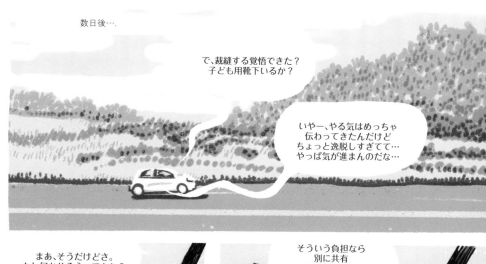

で、裁縫する覚悟できた？
子ども用靴下いるか？

いやー、やる気はめっちゃ
伝わってきたんだけど
ちょっと逸脱しすぎてて…
やっぱ気が進まんのだな…

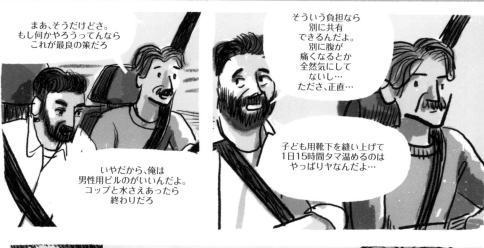

まあ、そうだけどさ。
もし何かやろうってんなら
これが最良の策だろ

そういう負担なら
別に共有
できるんだよ。
別に腹が
痛くなるとか
全然気にして
ないし…
ただ、正直…

いやだから、俺は
男性用ピルのがいいんだよ。
コップと水さえあったら
終わりだろ

子ども用靴下を縫い上げて
1日15時間タマ温めるのは
やっぱりヤなんだよ…

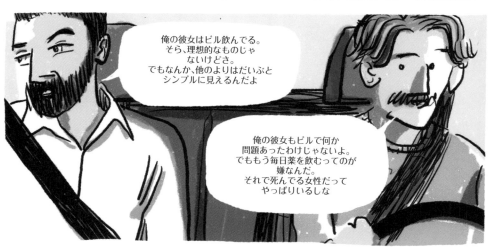

俺の彼女はピル飲んでる。
そら、理想的なものじゃ
ないけどさ。
でもなんか、他のよりはだいぶと
シンプルに見えるんだよ

俺の彼女もピルで何か
問題あったわけじゃないよ。
でももう毎日薬を飲むってのが
嫌なんだ。
それで死んでる女性だって
やっぱりいるしな

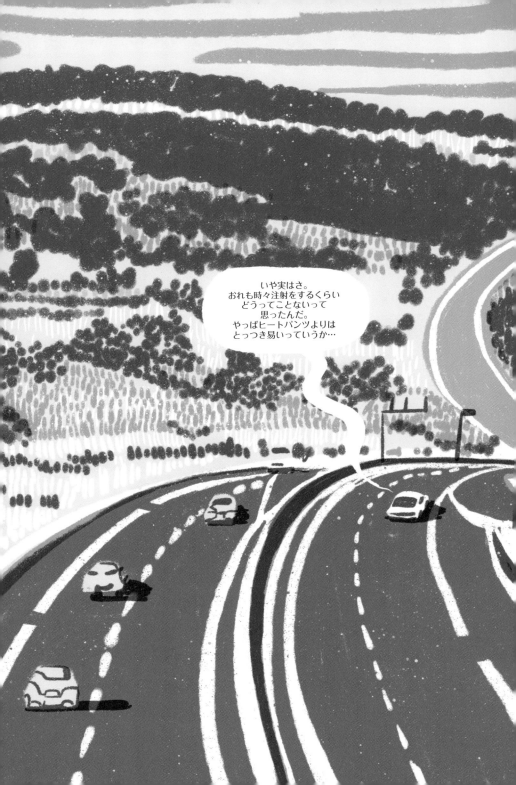

～ Une petite histoire de

簡単解説·

1916

マーガレット・サンガー*は、アメリカで初めて避妊専門のクリニックを開設し、多くのパトロンの賛同を得た。彼女は、女性が母親になるかならないかを自ら選択できるようになるまでは、彼女たちが自由であると主張することは不可能だとした。

*マーガレット・サンガー（1879-1966）はフェミニスト活動家、また看護師でもあり、後の家族計画連盟（Planned Parenthood）を設立した人物である。

1922

ドイツのルードヴィヒ・ハーバーラントが、
注射による初のホルモン避妊薬の実験を行った。
効果はあったが（少なくともウサギには、だが）、
この方法は高価であったため、市場には出回らなかった。

1955

マーガレット・サンガーは再び、マッドサイエンティスト顔負けの
アメリカ人生物学者、グレゴリー・ピンカスを説得し、
最初の避妊薬「エノビッド」を開発させた。
しかし問題があった。
排卵を完全にブロックしていないことと、ホルモンの量が
多すぎることだった。

1955-1956

マサチューセッツの精神病院の患者たち、そして
ハイチとプエルトリコの女性を対象に、試験が行われた。
プエルトリコで試験を担当した医師は、
「有効性という点では100％に近い治療だが、副作用が多す
ぎて一般化は検討できない」と複雑な心境だった。

1957

米国でピルが発売。
ただし、月経障害に悩む女性の治療目的のみであった。

1960

避妊薬としてピルの販売が開始された。
アメリカでは1972年まで、当初は既婚女性に限定されていた。
副作用として、乳房の腫れ、むくみ、吐き気、偏頭痛、血管障害などがみられた。

1961

ランセット誌に、ピルの使用による肺塞栓症が原因の英国初の死亡例が報告される。

la PILULE FÉMININE 〜
女性用ピルの歴史

1967

それまでピルに反対だったドゴールが、避妊用ピルの一般処方を許可した。
「ピルのルル」ことこの法律の発案者ルシアン・ヌヴィルトはこう振り返る。
彼は私にこう言った。「君の言う通り、命の継承は重要だ。そしてそれは明晰な
行為でなければならない。続けたまえ！」

1970年代

第二世代のピルはエストロゲンの量が少ないため、表面的な副作用が少ない。
しかし吐き気やニキビなどの副作用を経験する女性もいる。

1990年代

ニキビや体重増加への影響が理論上少なく
心血管系への耐性が向上した第三世代ピル登場。

1995-1996

ランセット誌に第3世代ピルによる
血栓のリスク上昇を指摘した
三つの研究が掲載される。

2001

個人開業医が親権者の同意がなくても未成年者に
避妊具を処方することができるようになる。

2012

Le Mondeの見出し『ピルへ警告』：マリオン・ララが深刻な
脳卒中となりBayerを提訴。静脈に血栓ができる危険性が
あると非難された第3世代および第4世代のマイクロピルに関する
調査記事である。内部告発者は、「私はピルに反対しているわけでは
ありません。ただ、女性が事実を十分に理解した上で
避妊方法を選択できるようにしたいだけです」
と述べている。

2013

フランス医薬品庁の報告：フランスにおいて427万人の女性が服用している
避妊用ピルは、毎年平均2,529件の静脈血栓塞栓症を引き起こし、
20人の女性の早逝を招いている。

ギョームとステファンは、トゥエンテ大学（オランダ）の
名誉教授、ネリー・ウードショーンに会いに
アムステルダムに向かった。ネリーはこの分野においては
世界的に有名な専門家の一人である。

質問したいことが
山ほどあるよな

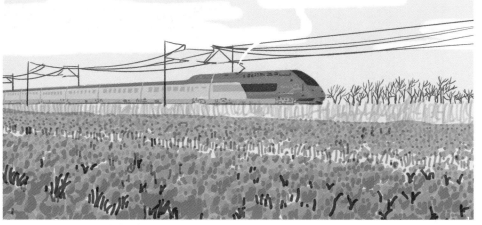

2003 年の著書で彼女は男性用ピルの製造が
いかに失敗に終わったかを語っている。

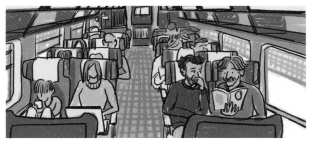

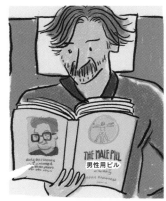

戦後、女性用避妊具は13種類も開発されたのにも関
わらず男性の利用できる主な避妊方法は400年以上
前と変わっていない*。

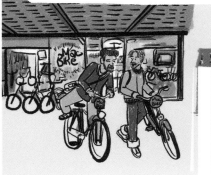

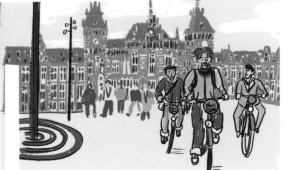

*著者による仏訳。

オランダの教育者たちは、
教材を増やすよう要求している。

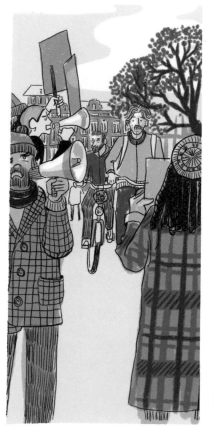

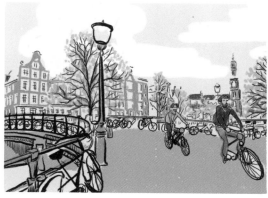

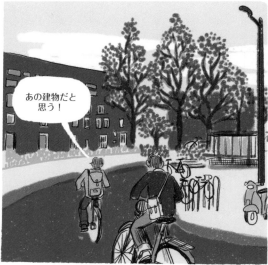

あの建物だと
思う！

こんにちは…

ハーイ！
入って

つれあいの
ロブよ

君たちの
インタビューが
終わったら
ちょっと見せたい
ものがあるんだ…

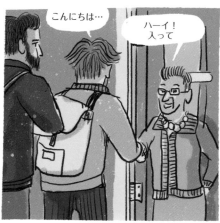

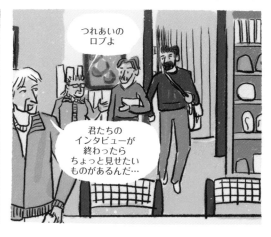

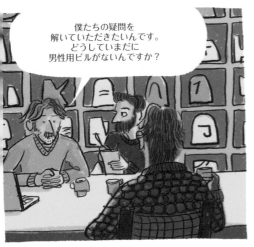

僕たちの疑問を
解いていただきたいんです。
どうしていまだに
男性用ピルがないんですか?

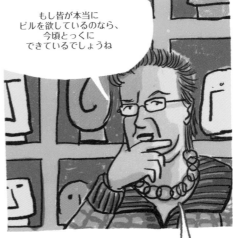

もし皆が本当に
ピルを欲しているのなら、
今頃とっくに
できているでしょうね

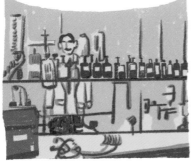

男性用ピルの研究はもう
何十年も前からされているんだよ。
でも本当に死ぬほど歩み足。
他のどの技術よりもね

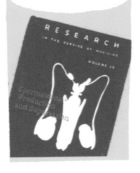

ホルモンによる精子生産の抑制
に初めて言及した論文は
1939年にもにさかのぼる

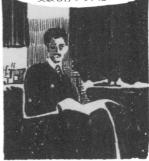

1950年代、女性用ピルの
発明者の一人である
グレゴリー・ピンカスは
男性を対象とした
実験も行っていた

彼は女性への臨床試験で使用した
ホルモン化合物「エノビッド」を
精神疾患を患う8人の男性に試したんだ…

そして当時の彼の結論は
「確かな避妊効果がある」
という明確なものだった

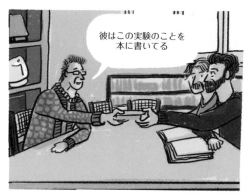

彼はこの実験のことを
本に書いてる

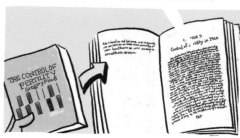

排卵を抑制する経口黄体ホルモンは、1957年、エノビッドを毎日、ある者は5か月間投与された男性による使用の実験により初めて記録された。精巣の生検で不妊作用が検出され、精子形成の欠如管周囲の硬化を伴う管腔奇形化、ライディッヒ細胞の数の減少が見られた…

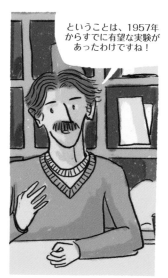

ということは、1957年
からすでに有望な実験が
あったわけですね！

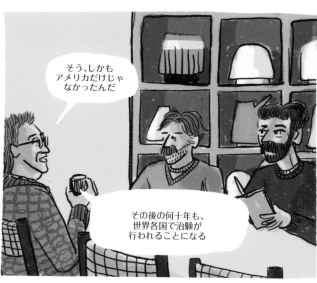

そう、しかも
アメリカだけじゃ
なかったんだ

その後の何十年も、
世界各国で治験が
行われることになる

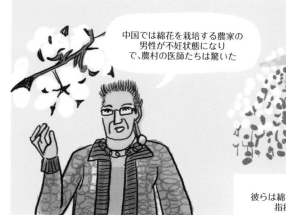

中国では綿花を栽培する農家の
男性が不妊状態になり
で、農村の医師たちは驚いた

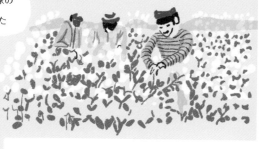

彼らは綿花に含まれる有毒な色素のゴシポールの作用を
指摘したんだ。これで希望が大きく膨らんだ

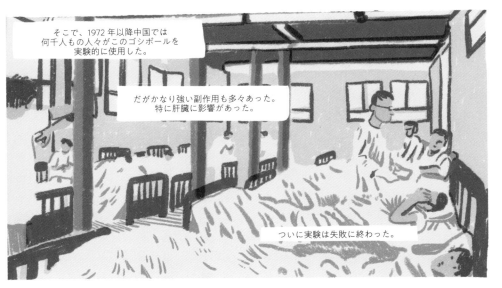

そこで、1972年以降中国では
何千人もの人々がこのゴシポールを
実験的に使用した。

だがかなり強い副作用も多々あった。
特に肝臓に影響があった。

ついに実験は失敗に終わった。

1990年、世界保健機関が初の世界規模の研究を報告した。

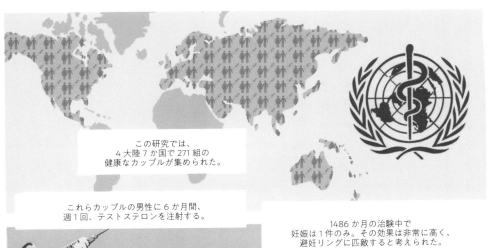

この研究では、
4大陸7か国で271組の
健康なカップルが集められた。

これらカップルの男性に6か月間、
週1回、テストステロンを注射する。

1486か月の治験中で
妊娠は1件のみ。その効果は非常に高く、
避妊リングに匹敵すると考えられた。

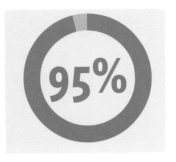

これを受けて WHO は 2 度目の治験を開始した。
アジア、オーストラリア、ヨーロッパ、北米で 399 組のカップルが募集された。

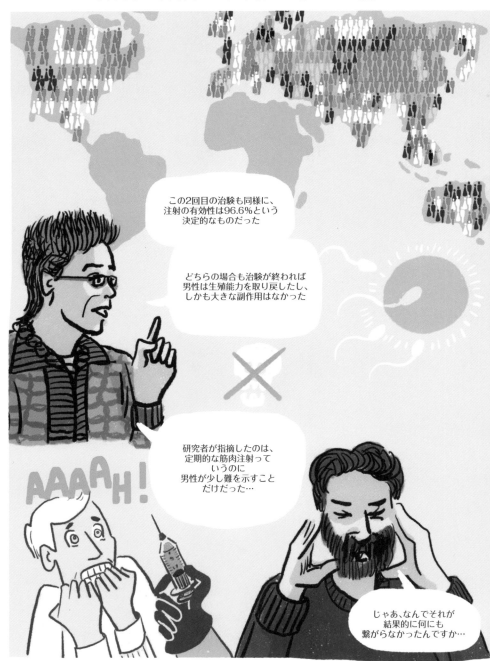

この2回目の治験も同様に、
注射の有効性は96.6%という
決定的なものだった

どちらの場合も治験が終われば
男性は生殖能力を取り戻したし、
しかも大きな副作用はなかった

研究者が指摘したのは、
定期的な筋肉注射って
いうのに
男性が少し難を示すこと
だけだった…

AAAAAH！

じゃあ、なんでそれが
結果的に何にも
繋がらなかったんですか…

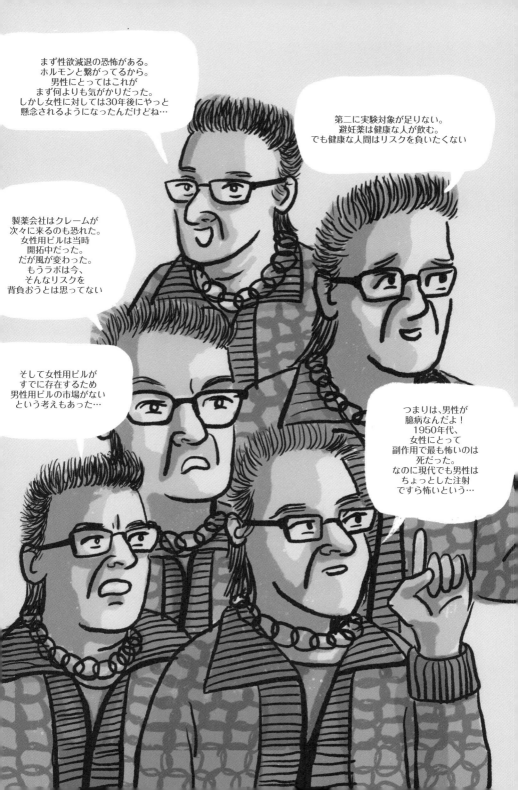

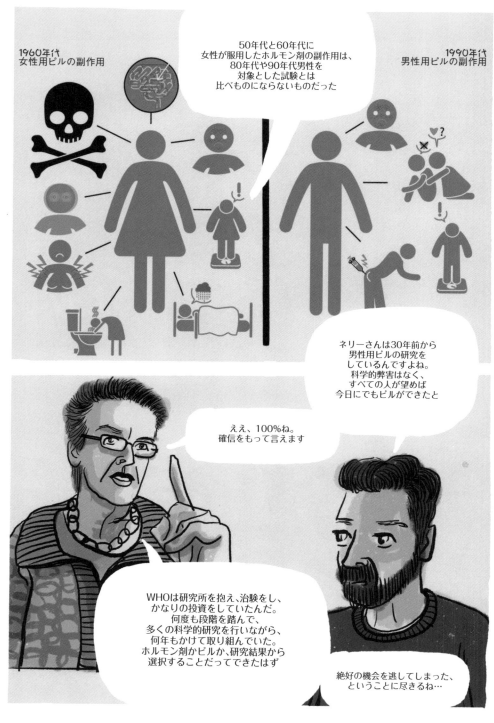

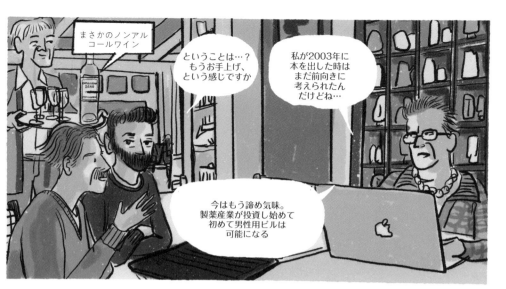

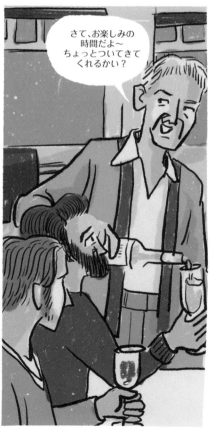

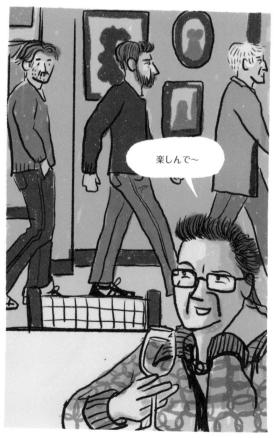

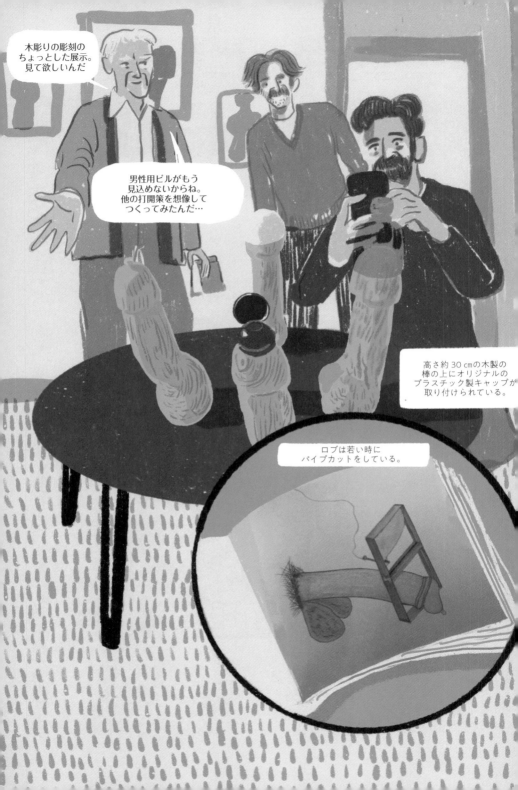

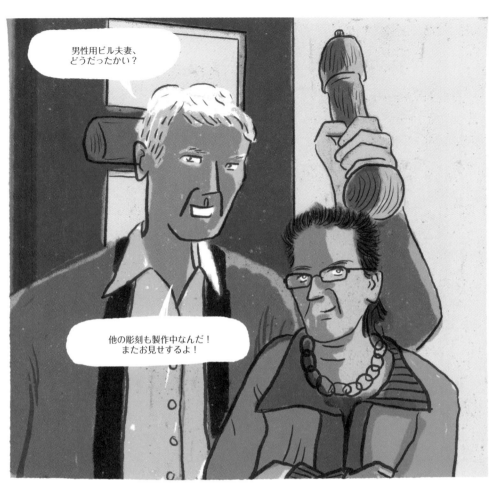

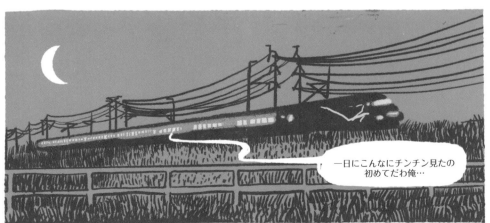

パリに帰還。なぜ男性の避妊がまだ未熟なのかを理解するのに
避けて通れないテーマがある。家族計画だ。
フランスにおいては、避妊は「計画」なのだ。

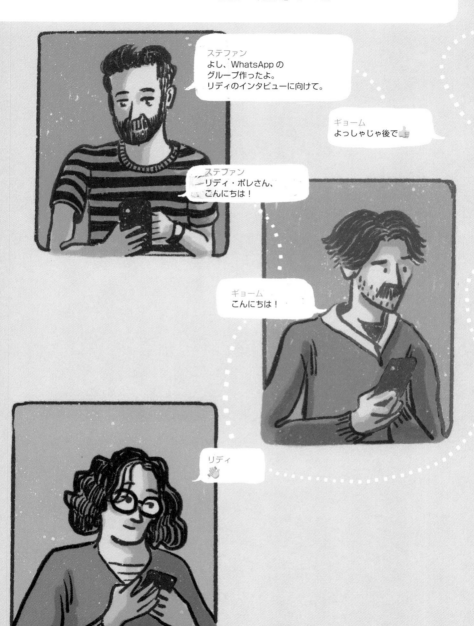

ステファン・ジョルダン
家族計画は男性用避妊術にあまり熱心ではない印象を受けるのですが…

リディ
そう言えるかもしれません。もう 30 年も放置されてるんです…この議論のスポークスウーマンとして選ばれたとき、何も分かってなかったんですよね…何もかも発見の連続でした。

ギョーム
その後は…

リディ
2016 年から力を入れ始めています。
事態はゆっくりと動いています。
現在フランス全土で男性避妊の研修を受けた医師がいるんですよ。

ステファン
ま、でもちょっと破綻してる感じじゃないですか？

リディ
会議にほぼ誰も来ないこともあります。
私たちにできるのは繋げることだけなんです。
当事者として意識する男子がもっと必要なんですよ！

ギョーム & ステファン
?? 🤔

リディ
男性たちは組織してグループを作り上げることができないの。
私も、彼らは本当に避妊したいのかって思ってしまった。

ギョーム
え、マジですか。

リディ
マジです。本人たちにやる気がないなら、私たちが頑張ってもね。

ステファン
どうやったら上手くいくんでしょうか…

リディ
まず 80 年代のときのように諦めちゃだめ！
そうしないとまたバックラッシュがくる。男性避妊の情報を日々提供することは、家父長制に小刻みでキックを入れていくって思わないとダメ。

ギョーム
あんまりそそられるようなアイデアじゃないって思われることが問題なんじゃないんですか？

リディ
そうなの！

本当は避妊男子ってフェミニストでプロ・フェミニストなのに。

本当はもっとそそられていいんですよ。

11:25

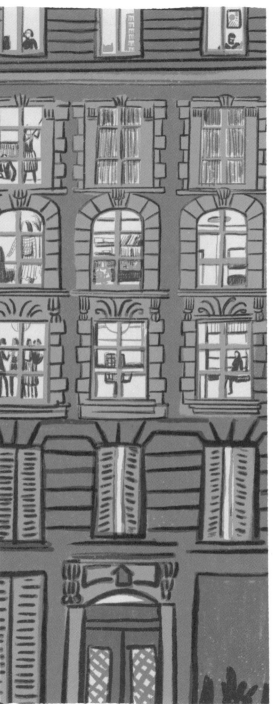

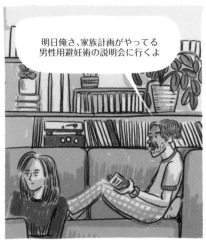

明日俺さ、家族計画がやってる
男性用避妊術の説明会に行くよ

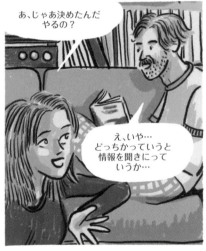

あ、じゃあ決めたんだ
やるの？

え、いや…
どっちかっていうと
情報を聞きにってって
いうか…

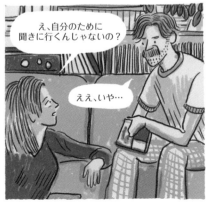

え、自分のために
聞きに行くんじゃないの？

ええ、いや…

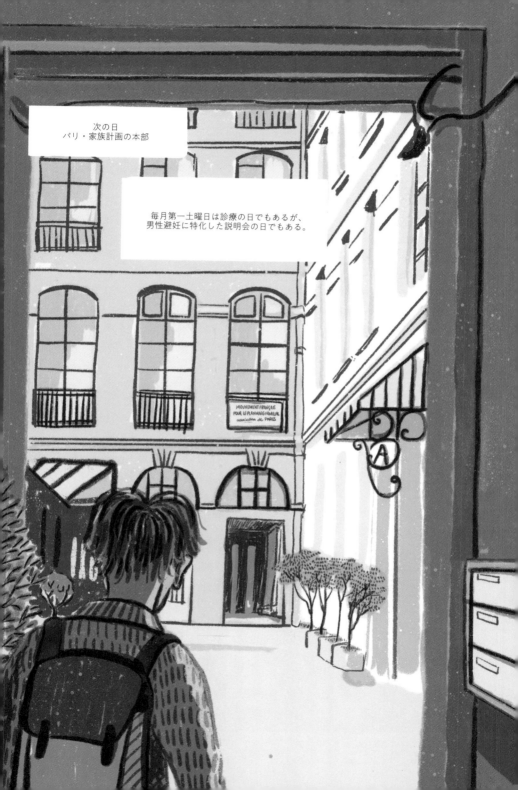

次の日
パリ・家族計画の本部

毎月第一土曜日は診療の日でもあるが、
男性避妊に特化した説明会の日でもある。

書評・記事掲載情報

■日新聞　書評掲載　2023年5月13日

の水』ロバート・ビロット 著、旦 祐介 訳

的大企業のデュポンが、猛毒の化学物質を工場外に垂れ流していた。巨悪に気
た米国の弁護士が市民のため、訴訟に挑む。18年の戦いの末に6億7千万ドル
和解金を勝ち取り、政府も規制に乗り出した──
はその弁護士本人によるノンフィクション。問題の化学物質は、日本でも注目が
りつつある「PFAS」という有機フッ素化合物だ。
これだけで「映画化決定」の面白さなのだけれど（実際、されてます）、読みどころ
っとある。「自分がこの問題にどこまで関わるべきか」という著者の生々しい葛藤
<中略>
の幸せと社会正義、どちらを取るべきか。<中略>一歩踏み込んだときのしんど
容赦なく教えられた一方で、勇気も（少しだけ）もらった気がした。
者:小宮山亮磨　本社デジタル企画報道部員）

■日新聞　書評掲載　2023年5月20日

リエイティブであれ』アンジェラ・マクロビー 著、田中東子 監訳

の業界で働いたら、低賃金に長時間労働。いわゆる「やりがい搾取」だが、日本だ
はなく西欧でも起きていた。
では1997年に誕生した新しい労働党政権時に、「創造性」への関心が急激に高
た。文化を創造経済に転換するという号令の下、若い女性がファッションや美容、
のメディアなどの「やりがいのある仕事」に向かい状況を描き出す。<中略>
ミニズムの立場からカルチュラル・スタディーズを牽引してきた著者はこの創造
「装置」を看破する。<中略>
エティブ業界において、女性の労働が不安定になりやすい構造を分析する。
者:藤田結子　東京大学准教授・社会学）

■京新聞　「MANGAウォッチ」欄　書評掲載　2023年6月26日

クライナ・ノート』イゴルト 作、栗原俊秀 訳

略>私たちは、ウクライナについて、ロシアについて、そこに生きる人々の暮らし
いて、何を知っているだろうか。ここに紹介するのは、私たちが少しでも人々の生
触りにふれるための手がかりである。<中略>
する中で見聞きしたこと、そこで出会った印象的な人々からじかに聞き取った体
作品にしたものである。重い題材なのに非常に読みやすい。<後略>
者:藤本由香里）

■伝社ご案内

注文は、最寄りの書店または花伝社まで、電話・FAX・メール・ハガキなどで直接お申し込み下さい。
社から直送の場合、送料無料）
「花伝社オンラインショップ」からもご購入いただけます。　https://kadensha.thebase.in
社の本の発売元は共栄書房です。
社の出版物についてのご意見・ご感想、企画についてのご意見・ご要望などもぜひお寄せください。
版企画や原稿をお持ちの方は、お気軽にご相談ください。
0065　東京都千代田区西神田2-5-11 出版輸送ビル2F
　03-3263-3813　FAX　03-3239-8272
l　info@kadensha.net　ホームページ　https://www.kadensha.net

郵 便 は が き

101−8791

507

料金受取人払郵便

神田局
承認

7148

差出有効期間
2024年10月
31日まで

東京都千代田区西神田
2-5-11 出版輸送ビル2F

㈱ 花 伝 社 行

ΙΙΙ‖·Ι·‖·Ι‖ΙΙ‖·Ι·Ι‖·Ι·Ι·Ι·Ι·Ι·Ι·Ι·Ι·Ι·Ι·Ι·Ι·Ι·Ι·Ι·ΙΙ

ふりがな お名前		お電話
ご住所（〒　　　　　） （送り先）		

◎新しい読者をご紹介ください。

ふりがな お名前		お電話
ご住所（〒　　　　　） （送り先）		

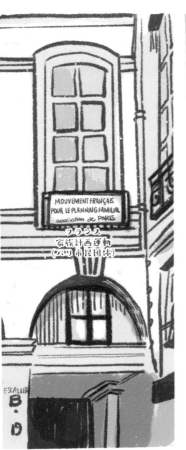

MOUVEMENT FRANÇAIS
POUR LE PLANNING FAMILIAL
association de PARIS

フランス
家族計画運動
(パリ市民団体)

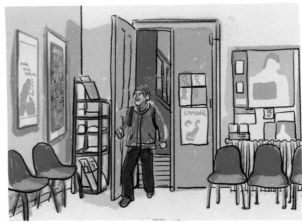

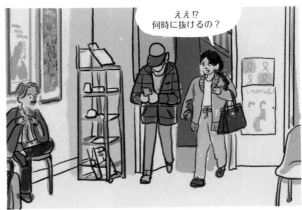

ええ!?
何時に抜けるの？

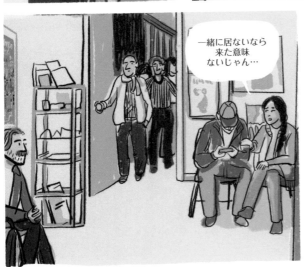

一緒に居ないなら
来た意味
ないじゃん…

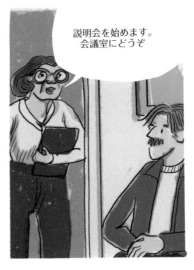

説明会を始めます。
会議室にどうぞ

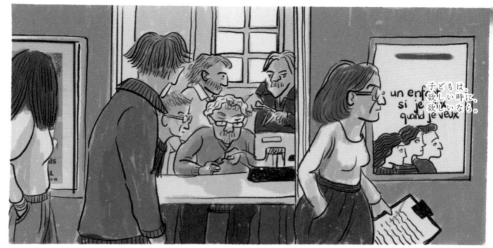

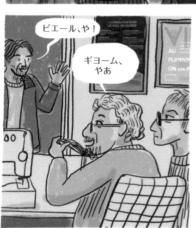

ピエール、や！

ギヨーム、やあ

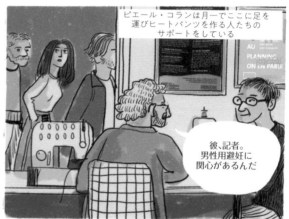

ピエール・コランは月一でここに足を運びヒートパンツを作る人たちのサポートをしている

彼、記者。
男性用避妊に
関心があるんだ

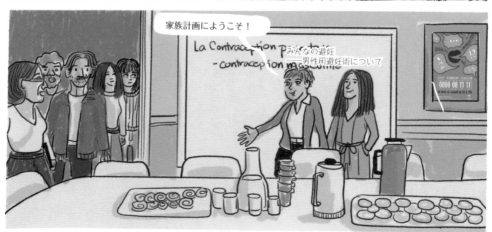

家族計画にようこそ！

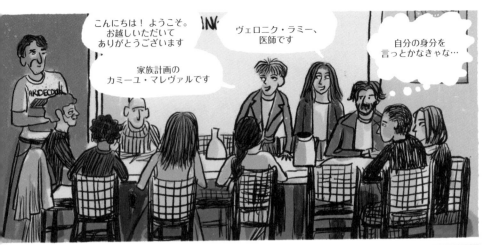

こんにちは！ようこそ。
お越しいただいて
ありがとうございます

家族計画の
カミーユ・マレヴァルです

ヴェロニク・ラミー、
医師です

自分の身分を
言っとかなきゃな…

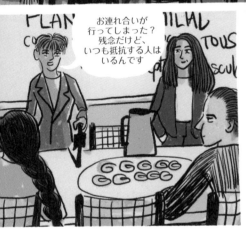

お連れ合いが
行ってしまった？
残念だけど、
いつも抵抗する人は
いるんです

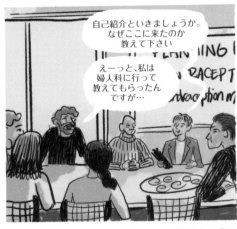

自己紹介といきましょうか。
なぜここに来たのか
教えて下さい

えーっと、私は
婦人科に行って
教えてもらったん
ですが…

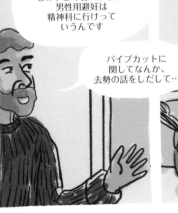

その医者が、
ものすごく若いからか、
男性用避妊は
精神科に行けって
いうんです

パイプカットに
関してなんか、
去勢の話をしだして…

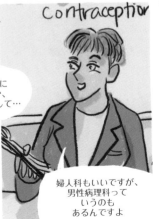

婦人科もいいですが、
男性病理科って
いうのも
あるんですよ

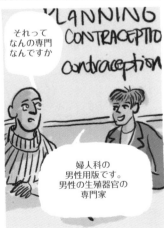

それって
なんの専門
なんですか

婦人科の
男性用版です。
男性の生殖器官の
専門家

79

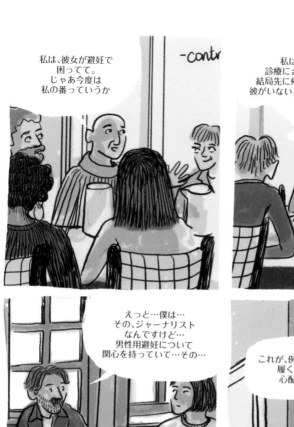

私は、彼女が避妊で
困ってて。
じゃあ今度は
私の番っていうか

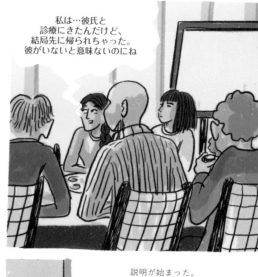

私は…彼氏と
診療にきたんだけど、
結局先に帰られちゃった。
彼がいないと意味ないのにね

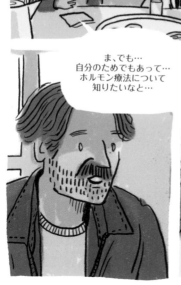

えっと…僕は…
その、ジャーナリスト
なんですけど…
男性用避妊について
関心を持っていて…その…

ま、でも…
自分のためでもあって…
ホルモン療法について
知りたいなと…

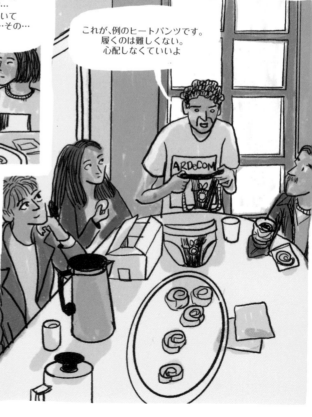

説明が始まった。

これが、例のヒートパンツです。
履くのは難しくない。
心配しなくていいよ

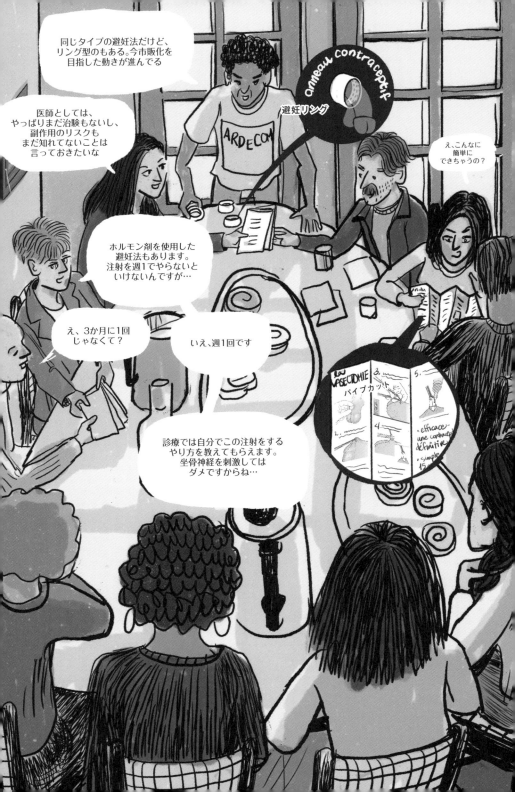

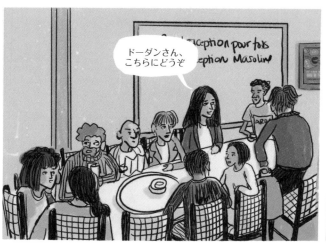

ドーダンさん、
こちらにどうぞ

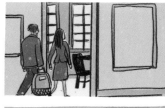

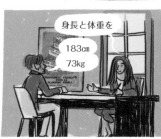

身長と体重を

183cm
73kg

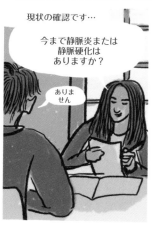

現状の確認です…

今まで静脈炎または
静脈硬化は
ありますか？

ありま
せん

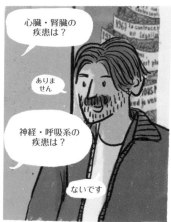

心臓・腎臓の
疾患は？

ありま
せん

神経・呼吸系の
疾患は？

ないです

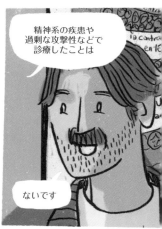

精神系の疾患や
過剰な攻撃性などで
診療したことは

ないです

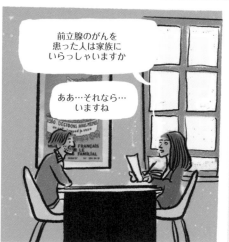

前立腺のがんを
患った人は家族に
いらっしゃいますか

ああ…それなら…
いますね

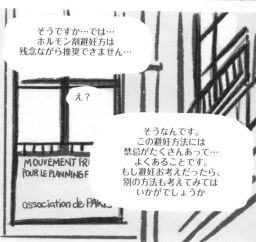

そうですか…では…
ホルモン剤避妊方は
残念ながら推奨できません…

え？

そうなんです。
この避妊方法には
禁忌がたくさんあって…
よくあることです。
もし避妊お考えだったら、
別の方法も考えてみては
いかがでしょうか

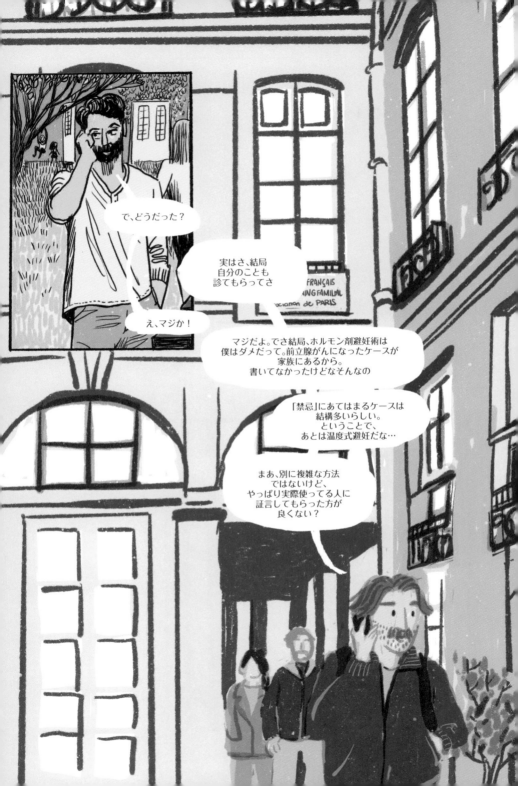

インタビュー大作戦
マルレーヌ・シアパ

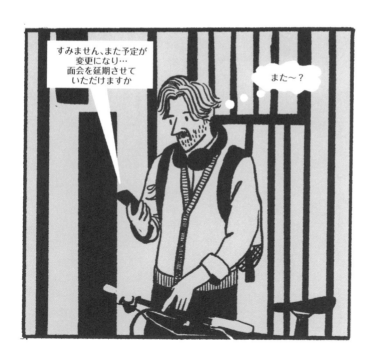

LES TÉ·MOIGN·AGES

証言集

THOMAS
トマ

23歳、学生
温度法

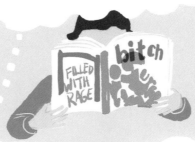

フェミニスト雑誌を読んでて、
「避妊は女性がしないといけないって
いうのはおかしい」
って思うようになった

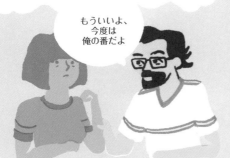

当時付き合ってた彼女は
ピルがとてもしんどかった。
負担だったんだよね。
彼女は他の方法がないか探してた

もういいよ、
今度は
俺の番だよ

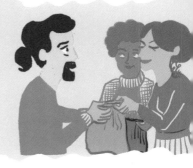

避妊することは
普通だと思ってたし、
常軌を逸するようなことを
するんだとは思わなかった。

自分でヒートパンツを作ろうと思った。
そこで、どうせならリサイクルだと思って、
女性の友達に、使い古しのパンツを
譲ってもらったんだ。

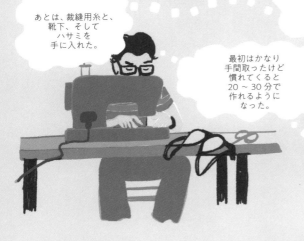

あとは、裁縫用糸と、
靴下、そして
ハサミを
手に入れた。

最初はかなり
手間取ったけど
慣れてくると
20〜30分で
作れるように
なった。

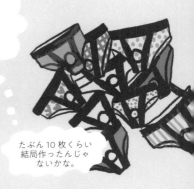

たぶん10枚くらい
結局作ったんじゃ
ないかな。

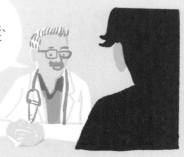

本当にいいんですね？
やりますか？ 料理人などは、
熱気のせいで永久に不妊に
なる人も多いんですよ

当初は生殖能力の低下に
ついては気にしてなかった。
でも初めて
精子検査を受けたとき、
リスクがあるって分かった。
「もう後には戻れない」
っていう
わずかな不安はあった。

彼女は喜んだ。生理が規則的なサイクルに戻って、
生活リズムもだいぶ良くなったし、
それに頭を悩ます必要がなくなったから。

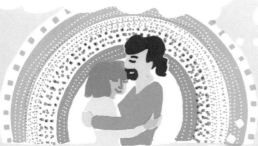

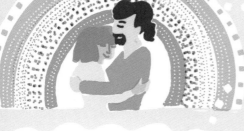

最初につけ始めた時、
付け心地について
幾度か話したよ。

あれだね、要は
ブラみたいな
感じだね

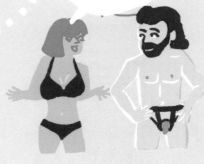

周りの人間は好奇心を持って
聞いてきたけど、中にはやっぱり
バカにしたり、驚いたりっていうのもあった。
考えさせられたよ。

恥ずかしくね？

1年半から2年ぐらい避妊してたかな。
でもその彼女と結局別れたから、
避妊はもう必要なくなったんだ。

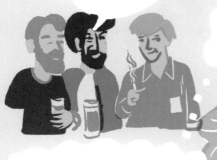

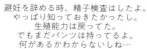

避妊を辞める時、精子検査はしたよ。
やっぱり知っておきたかったし。
生殖能力は戻ってた。
でもまだパンツは持ってるよ。
何があるかわからないしね…

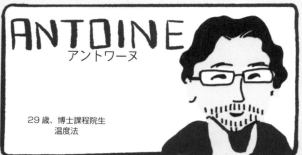

ANTOINE
アントワーヌ

29歳、博士課程院生
温度法

彼女がピルの副作用に
悩まされるようになって、
やめたいと言ってたんだ。
避妊リングを着けようともしたけど
彼女、失神しちゃったんだ。
もう一回やろうとしたら
もっと大変なことになった

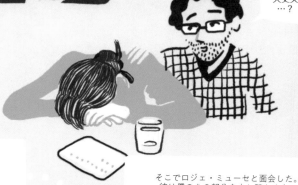

大丈夫
…？

パイプカットも考えたけど、
ヒートパンツの存在を知った。
薬を飲みたくなかったから、
ホルモン剤避妊術よりも
こっちを試そうと思ったんだ。

そこでロジェ・ミューセと面会した。
彼は僕のあの部分を少し確かめた。
変な気分だったよ、性器なんて
普通あんまり触られないからさ。
ミューセは僕に試供品を2着くれた。
2週間後、フィードバックをした。
この部分がすこし締め付けがきつい、
あの部分はちょっとゆるい、とかね。
で、彼はデザイナーさんと作業する。

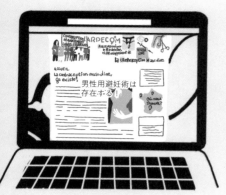

男性用避妊術は
存在する！

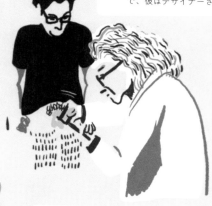

AU SECOURS!
たすけて〜〜〜〜

避妊期間が1か月経ったころ、
なんと自分の乗ってた船が
沈没しちゃって、
パンツも全部沈んじゃった。
ロジェ・ミューセは
別のパンツを送ってくれた。
またやり直しになった。

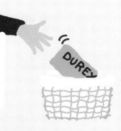

で、4か月後、精子検査をした。
うまくいった。嬉しかったよ。
コンドームはもう使わなくて
よくなった。

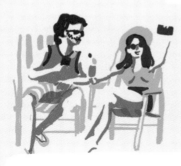

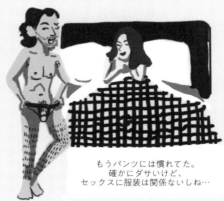

長期の休暇中とか、洗濯できない
ときは2〜3日同じのを履いてた。
心地よかったんだ。
履くのをやめた時は変な気分だった。
なんか、宙に浮いた気分だった。

もうパンツには慣れてた。
確かにダサいけど、
セックスに服装は関係ないしね…

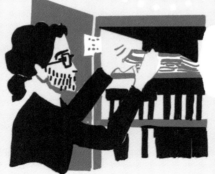

彼女がポスドクになって、
温度法は止めた。
それほど会わなくなってたし、
もう必要無くなったんだよね。

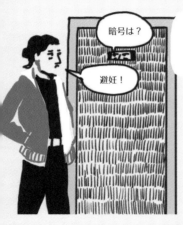

暗号は？

避妊！

この避妊術を実践するのは、
地下運動の最たるものの
一つって感じ。

僕がやってたときは、
ミュセーにフランスで当時
実践してるのは50人程度、
パリでは3、4人って
言われたな。

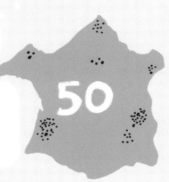

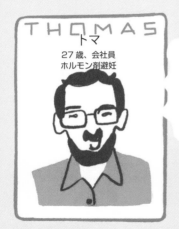

THOMAS
トマ

27歳、会社員
ホルモン剤避妊

自分の彼女に合う避妊法が
一つもなくて、
いつも、アフターピルを
飲んでしんどそうに
してるのが嫌だったんだ。

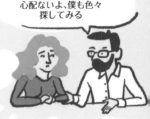

心配ないよ、僕も色々
探してみる

1日15時間の温度式には
抵抗があったし、
永久に不妊になるパイプ
カットは問題外だった。
それに比べれば、週1回の
注射はたいしたことない
ように思えた。

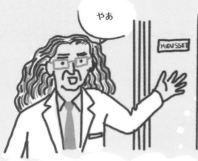

やあ

そこでトゥールーズのミューセさんに会った。
坐骨神経に注射すると大変なことになるからって、
自分での注射は止められた。

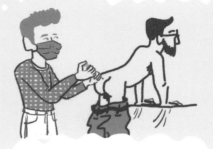

なので、看護師さんに
週1回打ってもらうか、
たまに友人にやってもらった。

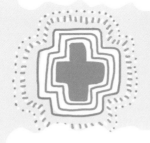

製品が在庫切れの時もあった。
そういう時は、薬局をはしごして
見つける必要もあった。

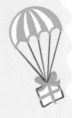

旅行に行った時なんかは
その場で間に合わせないと行け
ない時もあったね。
注射器と薬品を買って。
オーストリアに旅行に行った
時は在庫切れでさ。
彼女が速達で薬品をフランス
から送ってくれたこともあった。

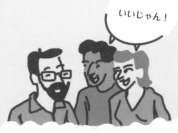

いいじゃん！

周りは驚き、興味を持った。
カップル間の平等って意味で、
僕が動き出すのはとてもいいことだって
思われたみたい。

看護師さん、特に女性の看護師さんは
とても感動してた

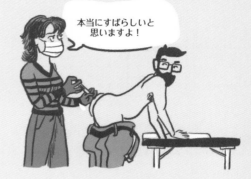

本当にすばらしいと
思いますよ！

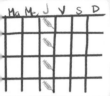

生活の規則をしっかり
しないといけなかった。
注射は週1回、
決まった日。
痛みが数日に
続くこともあった。

副作用はあった。

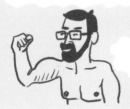

3、4キロ、
おもに筋肉で
体重が増えた。
覚醒剤みたいな
もんだからね。

性欲も。

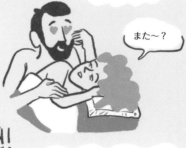

また〜？

攻撃的になったね。
男性的なものが
弱くなるって聞いたけど…

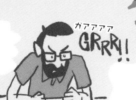

ガアアアア
GRRR!!

でも結局温度法に切り替えた。
注射の制約ももちろんあったけど、
性欲がすごすぎて
相手との関係も悪くなっちゃって、
性生活に逆に悪影響を
及ぼしたって感じ。

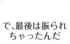

で、最後は振られ
ちゃったんだ

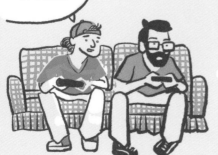

結局最後は
全部止めてしまった。
副作用が原因だったんじゃ
ないかって
今でも思ってるよ。

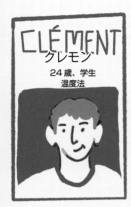

CLÉMENT
クレモン
24歳、学生
温度法

パートナーと2年間
一緒にいたんだけど、
ホルモンが彼女にとって
負担になり始めてた。
彼女の苦しんでる姿を見て
このままではダメだと思ったんだ。

僕も彼女もコンドームは
煩わしいと思ってた。
で、自分が
なんとかするって
言ったんだ。

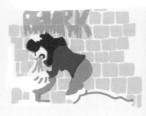

一気に雰囲気が
萎えちゃうんだよな…

そこでミューセさんと会った。
彼は質問した：動機、家族について…
彼は僕のペニスを測った。
パンツの寸法のためにね。
そしてさらにこう尋ねた…

やっぱ、
ちょっと変…

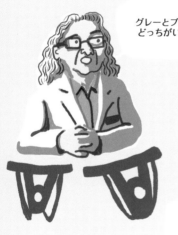

グレーとブルー、
どっちがいい？

2週間後、3枚のパンツを
試着しに行った。
ほぼ毎日、スポーツする時も
履いてた。
睾丸はわりと
すぐ上がってきた。
恥ずかしくは
なかったけど、
違和感はあった。

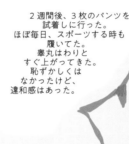

半年後には逆に、
着けてないと
何も履いてない
感覚になってた。

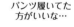

パンツ履いてた
方がいいな…

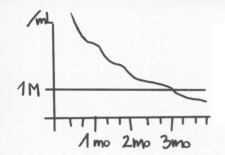

精子の数はあっという間に100万個/㎖*を切った。
驚きはしなかったけど…。
でもまだ気は許せなかった。
まだ100万個の精子が自由に動いてるって。
パートナーの生理が少し遅れただけで、
「あ、もうダメだ」と思ったよ！
でも何度か繰り返すうちに、結局は安心できたね。

よくやった息子！

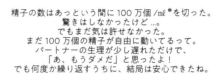

周りの反応はあまり良くなかった。
パートナーの友人たちの間でも
イマイチの反応だった。
誇りに思ってくれるのは
両親だけだったよ。

めっちゃ良いよ！
ピル飲まなくて
良くなったもん

でも安心できる？
それ？

それ、ぶっちゃけ
そそる？

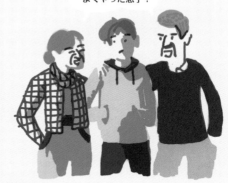

胸が痛くなった。
人権と平等の国なのに、
避妊のための平等の話をしたとたん
否定的な反応がくるんだ…。

僕の記憶が正しければ、
温度法の避妊は最大3年。
長期的な研究がなされてないから
予防的な意味合いもあるとか…。

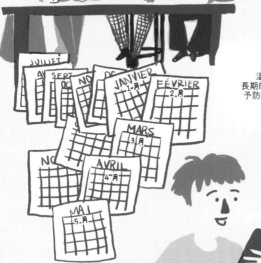

お電話いただいて嬉しいです。
あんまりこの話されませんし…

*この値以下になると不妊状態と考えられている。

インタビュー6回延期

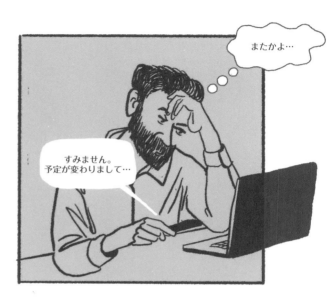

ギヨームは、ピエール・コランから
男性用避妊リングの発明者である
マキシム・ラブリの電話番号を聞き出した。

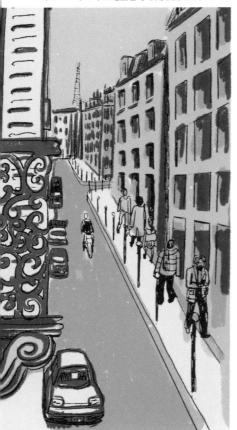

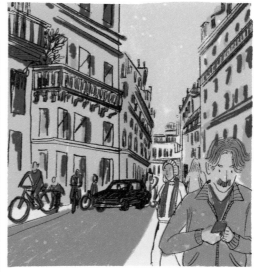

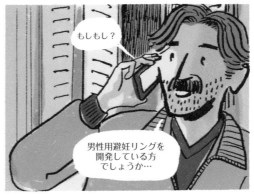

もしもし？

男性用避妊リングを
開発している方
でしょうか…

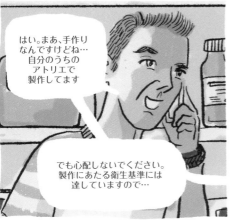

はい。まあ、手作り
なんですけどね…
自分のうちの
アトリエで
製作してます

でも心配しないでください。
製作にあたる衛生基準には
達していますので…

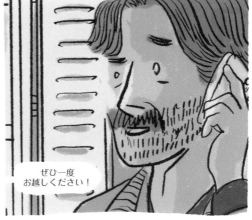

ぜひ一度
お越しください！

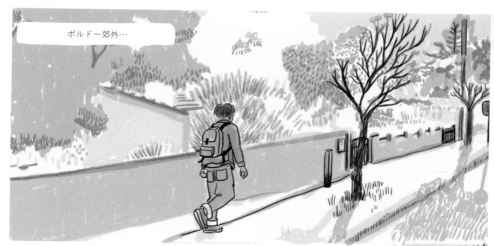

ボルドー郊外…

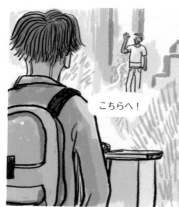

こちらへ！

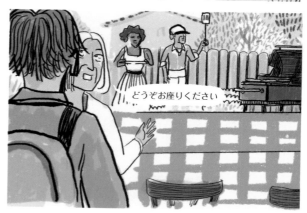

どうぞお座りください

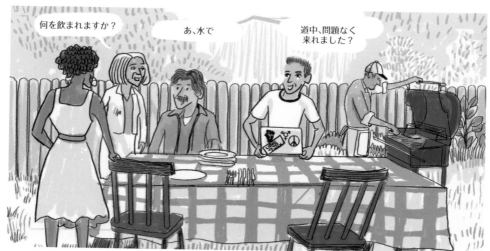

何を飲まれますか？　　　　あ、水で　　　　道中、問題なく
　　　　　　　　　　　　　　　　　　　　　　来れました？

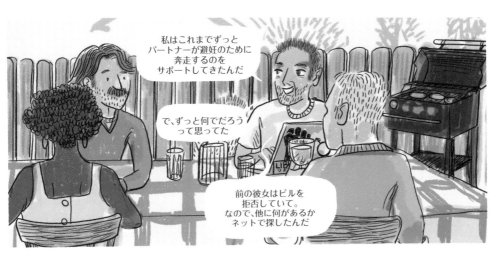

私はこれまでずっと
パートナーが避妊のために
奔走するのを
サポートしてきたんだ

で、ずっと何でだろう
って思ってた

前の彼女はピルを
拒否していて。
なので、他に何があるか
ネットで探したんだ

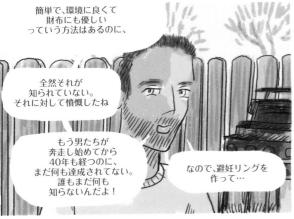

簡単で、環境に良くて
財布にも優しい
っていう方法はあるのに、

全然それが
知られていない。
それに対して憤慨したね

もう男たちが
奔走し始めてから
40年も経つのに、
まだ何も達成されてない。
誰もまだ何も
知らないんだよ！

なので、避妊リングを
作って…

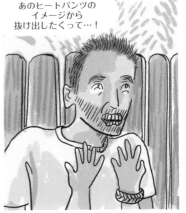

あのヒートパンツの
イメージから
抜け出したくって…！

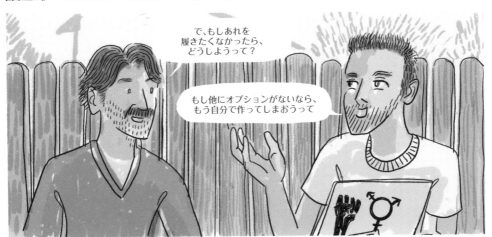

で、もしあれを
履きたくなかったら、
どうしようって？

もし他にオプションがないなら、
もう自分で作ってしまおうって

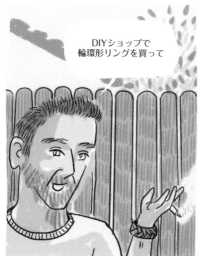

DIYショップで
輪環形リングを買って

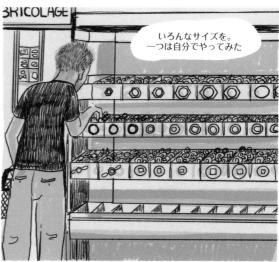

いろんなサイズを。
一つは自分でやってみた

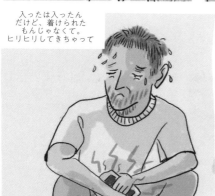

入ったは入ったん
だけど、着けられた
もんじゃなくて。
ヒリヒリしてきちゃって

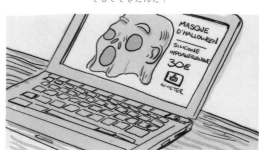

で、アート界を参考にした。
例えば、数時間装着する
マスクの素材に使われるシリコンとかね…。
そしてできたんだ！

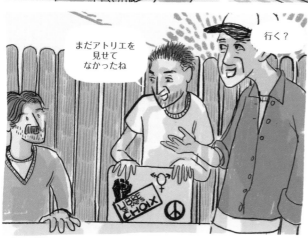

まだアトリエを
見せて
なかったね

行く？

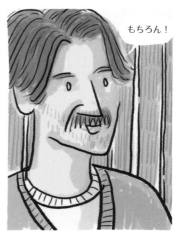

もちろん！

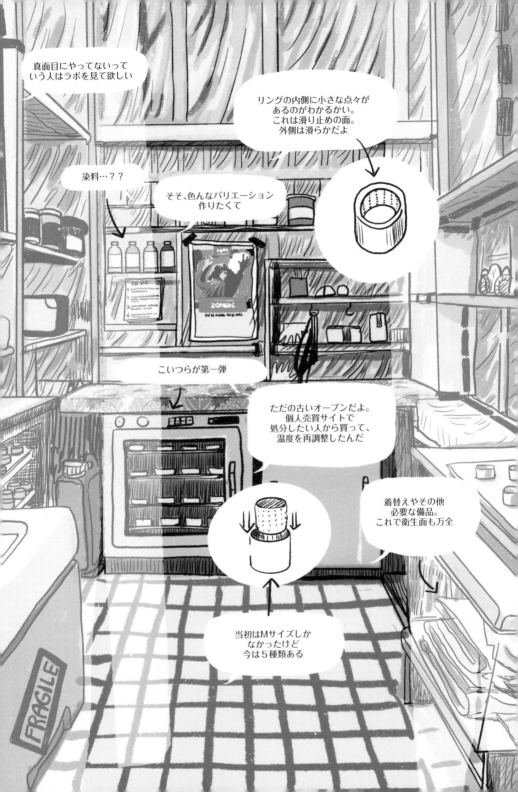

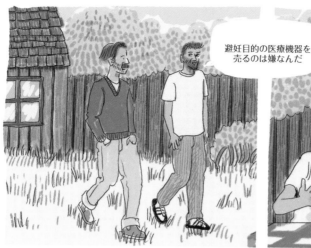

避妊目的の医療機器を売るのは嫌なんだ

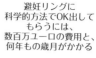

避妊リングに科学的方法でOK出してもらうには、数百万ユーロの費用と、何年もの歳月がかかる

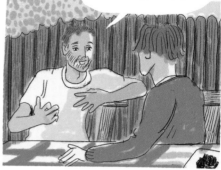

だから、僕のアイデアはアダルトグッズとして売れば良いんじゃないかって

ええ？

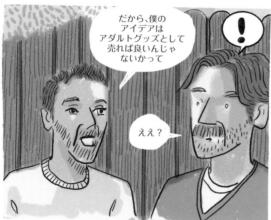

そう、そうすれば一人でも多くの男がこの方法を使えるようになるし、資金提供者にもこの方法が有効だと言えるようなるからね

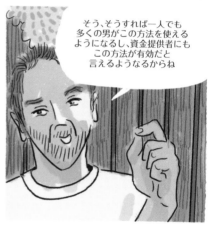

陰嚢の美的側面も考慮できるし。年を重ねるとどんどん垂れ下がってくるだろ

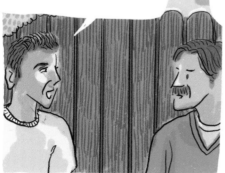

この機器なら陰嚢のシワが減ってリラックスできるようになるだろう。タマ上げ効果も期待できる

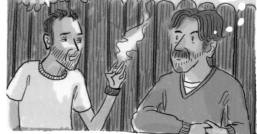

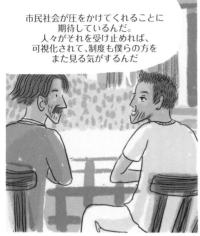

市民社会が圧をかけてくれることに
期待しているんだ。
人々がそれを受け止めれば、
可視化されて、制度も僕らの方を
また見る気がするんだ

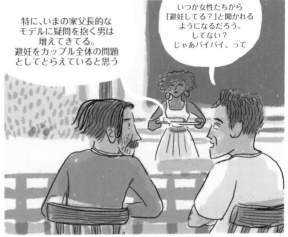

特に、いまの家父長的な
モデルに疑問を抱く男は
増えてきてる。
避妊をカップル全体の問題
としてとらえていると思う

いつか女性たちから
「避妊してる？」と聞かれる
ようになるだろう。
してない？
じゃあバイバイ、って

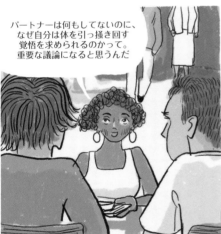

パートナーは何もしてないのに、
なぜ自分は体を引っ掻き回す
覚悟を求められるのかって。
重要な議論になると思うんだ

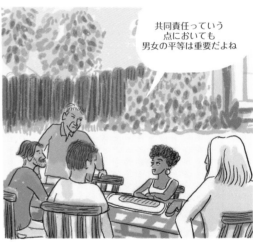

共同責任っていう
点においても
男女の平等は重要だよね

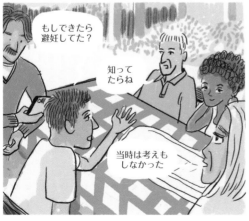

もしできたら
避妊してた？

知って
たらね

当時は考えも
しなかった

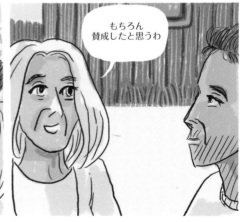

もちろん
賛成したと思うわ

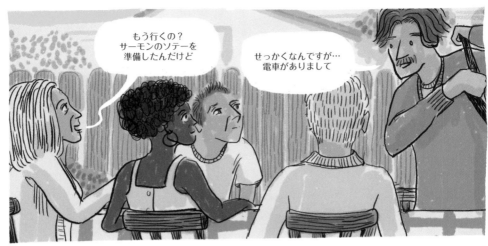

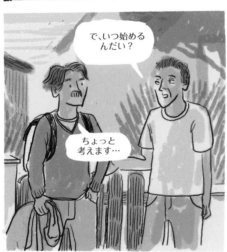

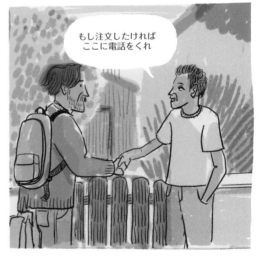

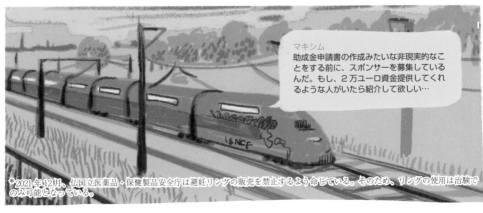

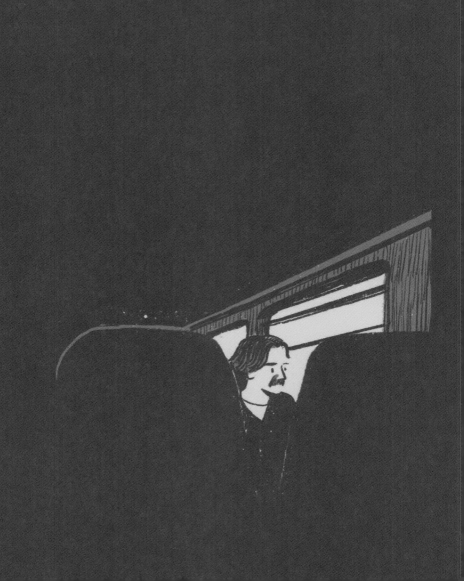

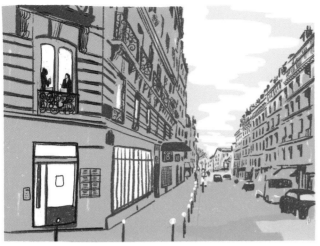

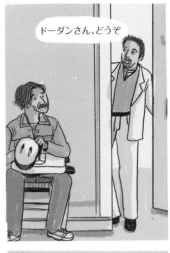

ドーダンさん、どうぞ

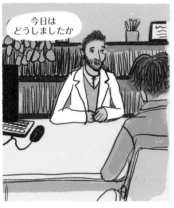

今日は
どうしましたか

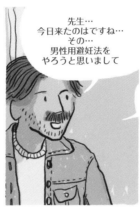

先生…
今日来たのはですね…
その…
男性用避妊法を
やろうと思いまして

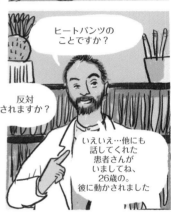

ヒートパンツの
ことですか?

反対
されますか?

いえいえ…他にも
話してくれた
患者さんが
いましてね、
26歳の。
彼に動かされました

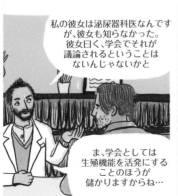

彼が言ったのは、「避妊を自分の負担にし
たい」ということでした。私自身、自分に
それを問いかけたこともなかった

私の彼女は泌尿器科医なんです
が、彼女も知らなかった。
彼女曰く、学会でそれが
議論されるということは
ないんじゃないかと

ま、学会としては
生殖機能を活発にする
ことのほうが
儲かりますからね…

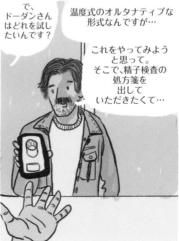

で、
ドーダンさん
はどれを試し
たいんです?

温度式のオルタナティブな
形式なんですが…

これをやってみよう
と思って。
そこで、精子検査の
処方箋を
出して
いただきたくて…

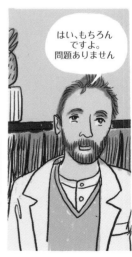

はい、もちろん
ですよ。
問題ありません

104

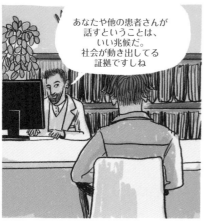

あなたや他の患者さんが
話すということは、
いい兆候だ。
社会が動き出してる
証拠ですね

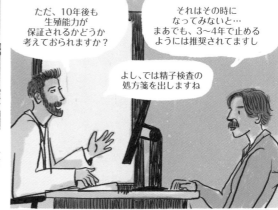

ただ、10年後も
生殖能力が
保証されるかどうか
考えておられますか？

それはその時に
なってみないと…
まあでも、3〜4年で止める
ようには推奨されてますし

よし、では精子検査の
処方箋を出しますね

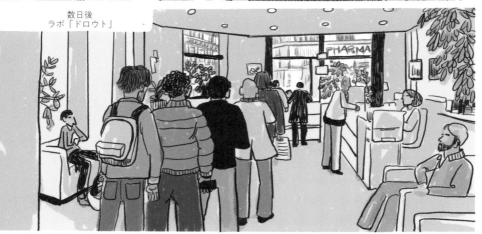

数日後
ラボ「ドロウト」

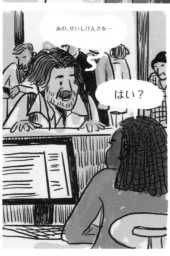

あの、せいしけんさを…

はい？

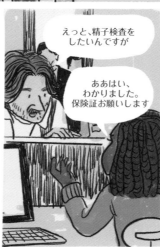

えっと、精子検査を
したいんですが

ああはい、
わかりました。
保険証お願いします

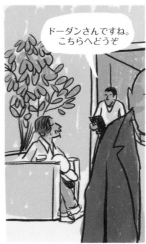

ドーダンさんですね。
こちらへどうぞ

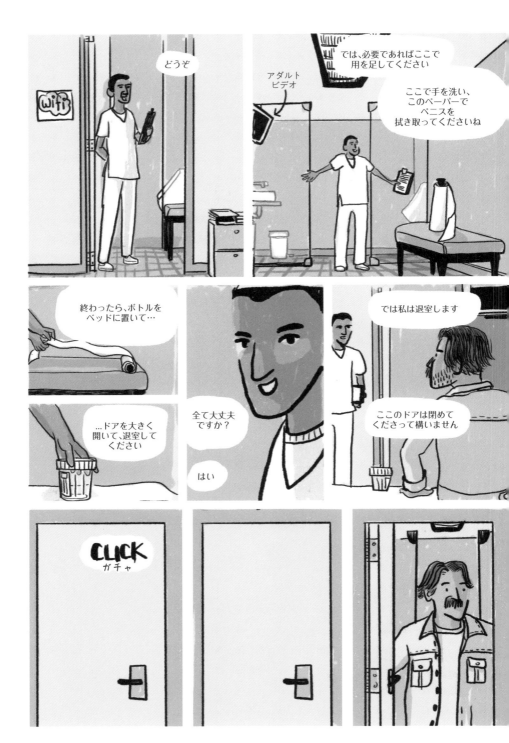

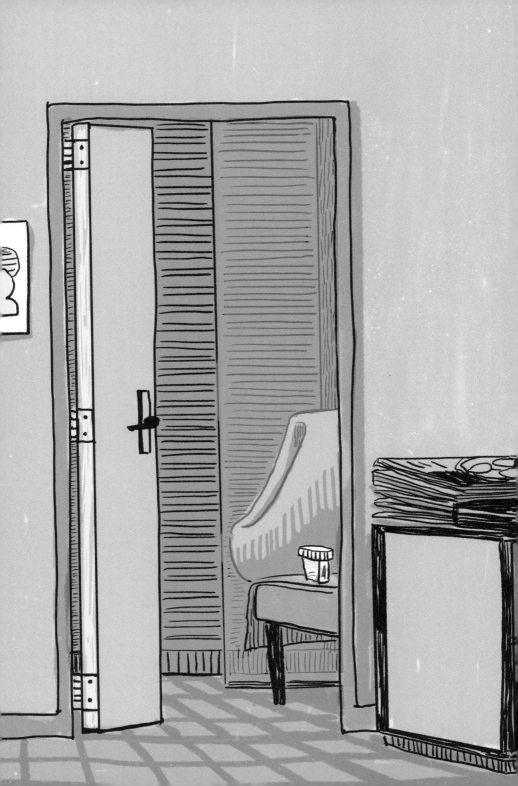

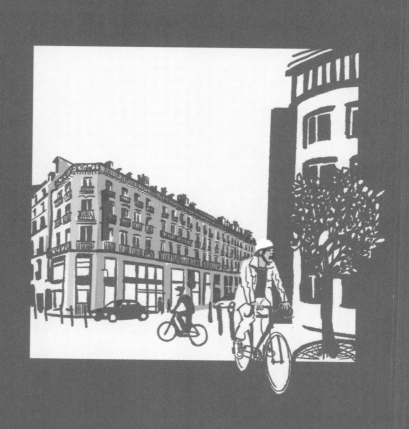

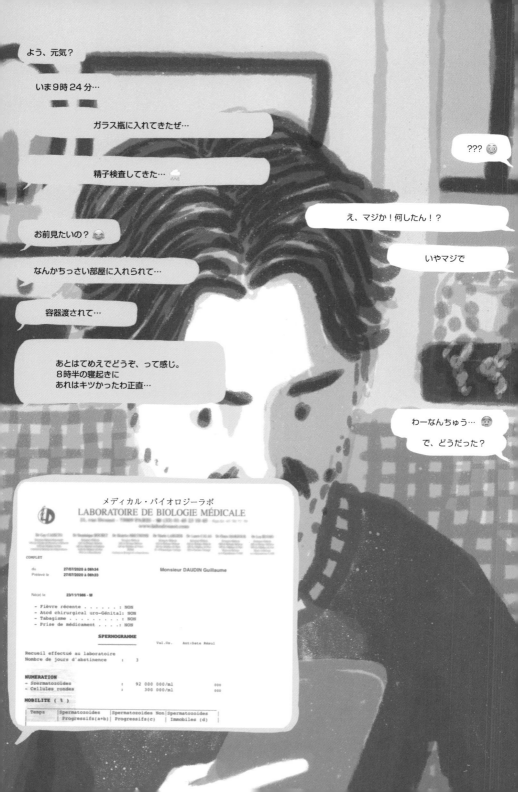

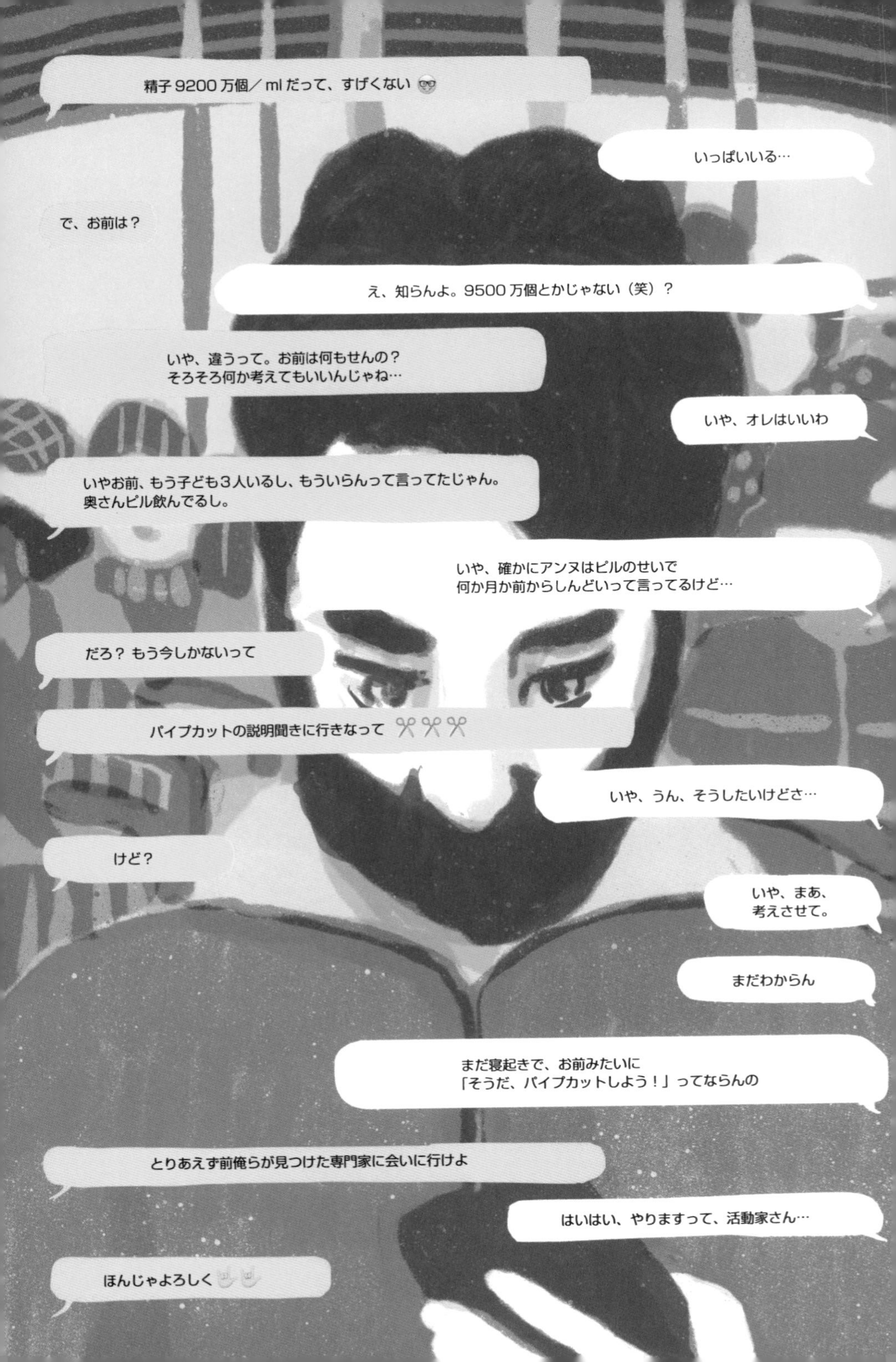

精子 9200 万個／ml だって、すげくない 👀

いっぱいいる…

で、お前は？

え、知らんよ。9500 万個とかじゃない（笑）？

いや、違うって。お前は何もせんの？
そろそろ何か考えてもいいんじゃね…

いや、オレはいいわ

いやお前、もう子ども 3 人いるし、もういらんって言ってたじゃん。
奥さんピル飲んでるし。

いや、確かにアンヌはピルのせいで
何か月か前からしんどいって言ってるけど…

だろ？ もう今しかないって

パイプカットの説明聞きに行きなって ✂ ✂ ✂

いや、うん、そうしたいけどさ…

けど？

いや、まあ、
考えさせて。

まだわからん

まだ寝起きで、お前みたいに
「そうだ、パイプカットしよう！」ってならんの

とりあえず前俺らが見つけた専門家に会いに行けよ

はいはい、やりますって、活動家さん…

ほんじゃよろしく 🤙 🤙

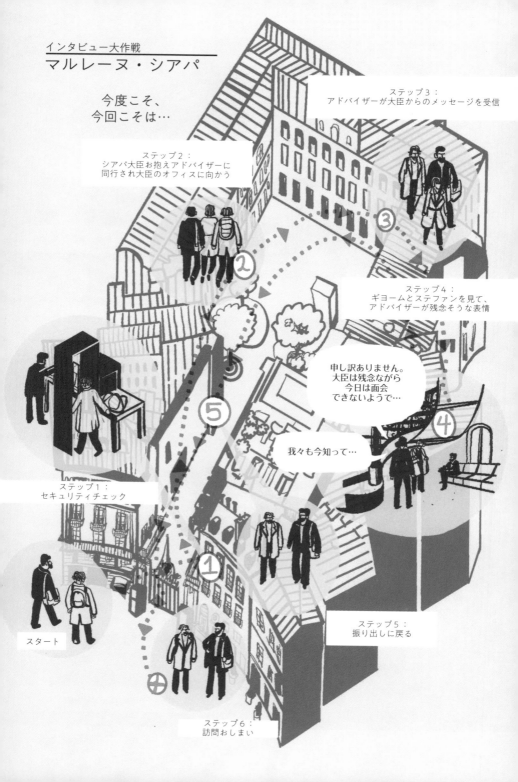

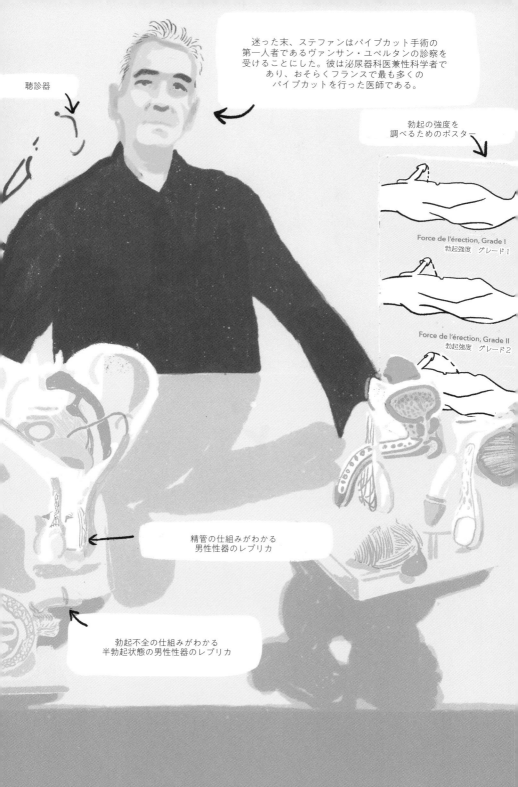

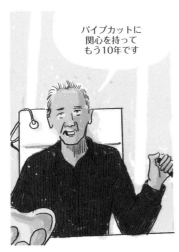

パイプカットに
関心を持って
もう10年です

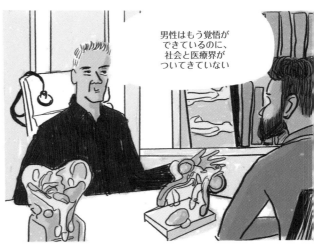

男性はもう覚悟が
できているのに、
社会と医療界が
ついてきていない

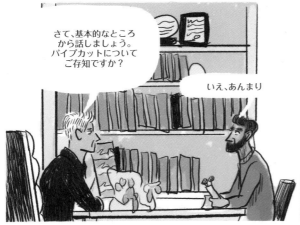

さて、基本的なところ
から話しましょう。
パイプカットについて
ご存知ですか？

いえ、あんまり

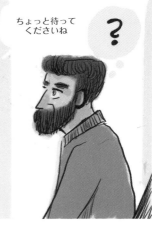

ちょっと待って
くださいね

？

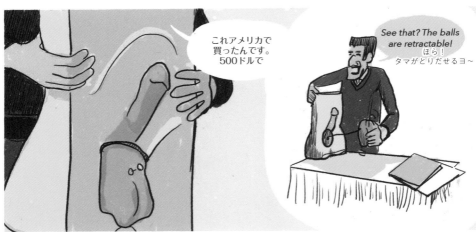

これアメリカで
買ったんです。
500ドルで

See that? The balls
are retractable!
ほら！
タマがとりだせるヨ～

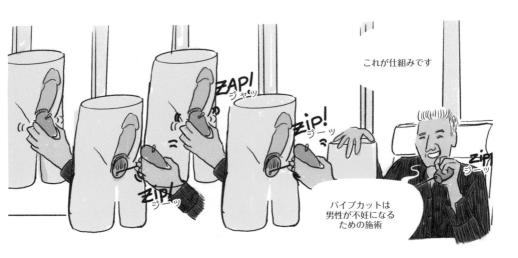

これが仕組みです

パイプカットは
男性が不妊になる
ための施術

精巣から精子を運ぶ精管を
切断してふさぐ、
という小規模の手術です。

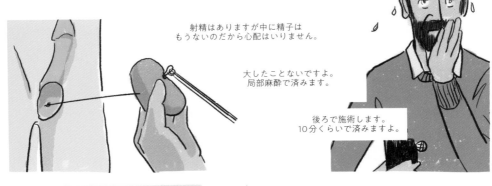

射精はありますが中に精子は
もうないのだから心配はいりません。

大したことないですよ。
局部麻酔で済みます。

後ろで施術します。
10分くらいで済みますよ。

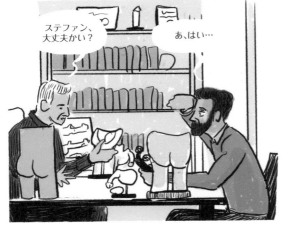

ステファン、
大丈夫かい？

あ、はい…

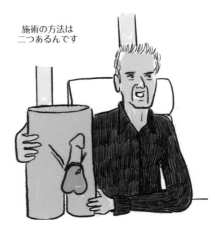

施術の方法は
二つあるんです

115

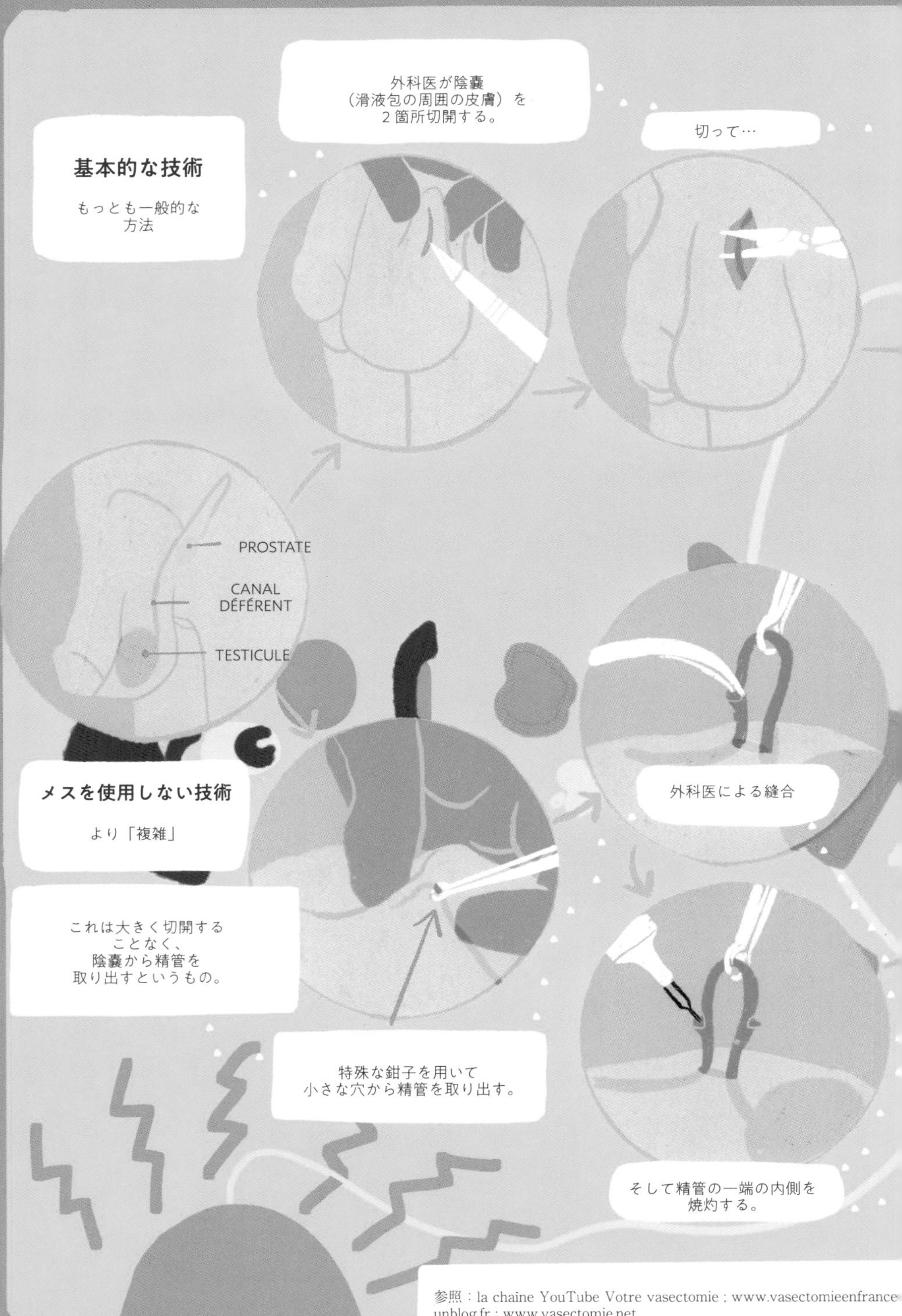

外科医が陰嚢
（滑液包の周囲の皮膚）を
2箇所切開する。

切って…

基本的な技術

もっとも一般的な
方法

PROSTATE

CANAL
DÉFÉRENT

TESTICULE

外科医による縫合

メスを使用しない技術

より「複雑」

これは大きく切開する
ことなく、
陰嚢から精管を
取り出すというもの。

特殊な鉗子を用いて
小さな穴から精管を取り出す。

そして精管の一端の内側を
焼灼する。

参照：la chaîne YouTube Votre vasectomie ; www.vasectomieenfrance
unblog.fr ; www.vasectomie.net.

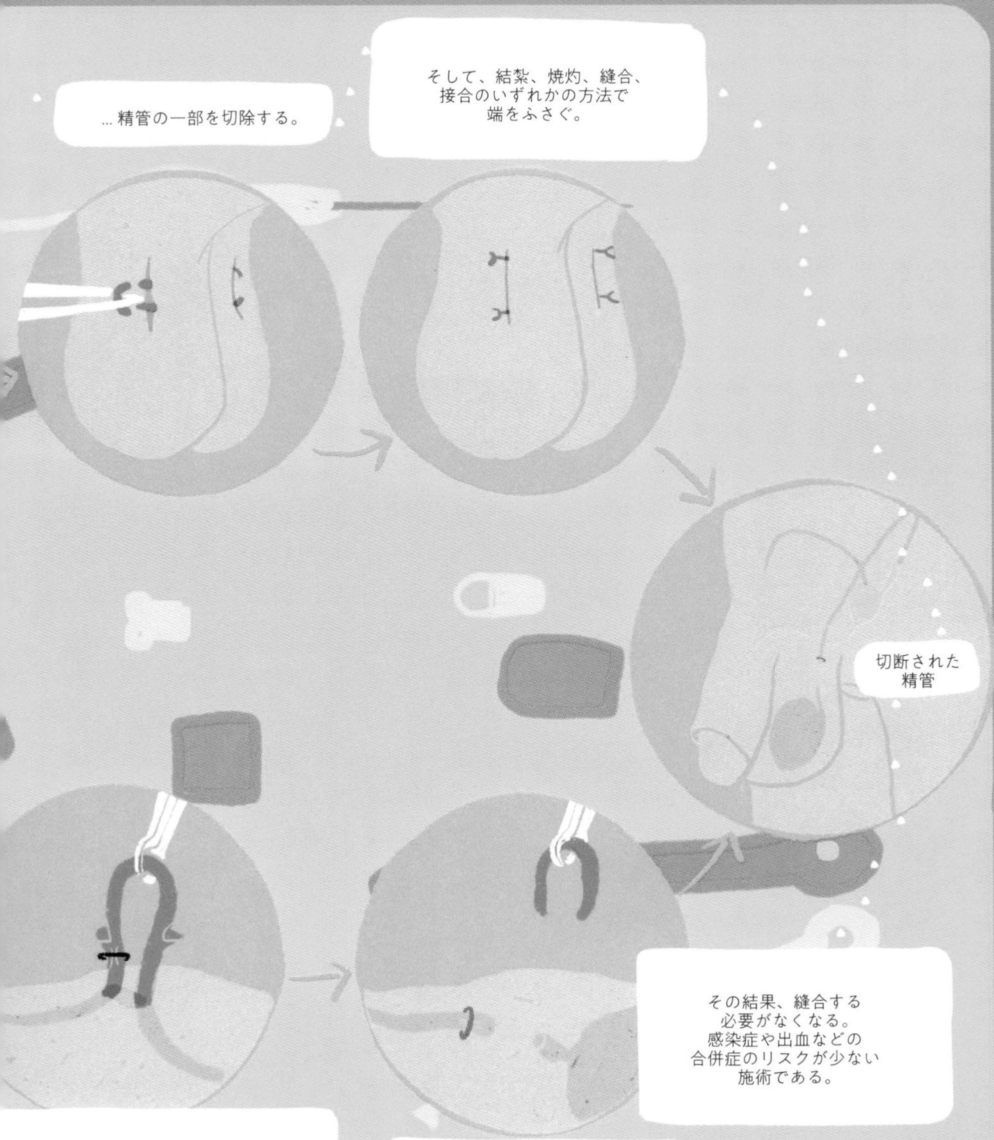

...精管の一部を切除する。

そして、結紮、焼灼、縫合、
接合のいずれかの方法で
端をふさぐ。

切断された
精管

その結果、縫合する
必要がなくなる。
感染症や出血などの
合併症のリスクが少ない
施術である。

そして、焼灼された端は、
小さなチタン製のクリップで管腔の
内壁に埋められ、
クリップはそこに残る。

精巣のごく小さな部分を切除し、
開口部は残す*。

*この「開口部を残す」手法は利点が多い。精巣への圧迫感や、精巣摘出後、数週間に5％以下の男性に一時的に起こる精巣上体のうっ血に伴う不快感を軽減することができるのだ。

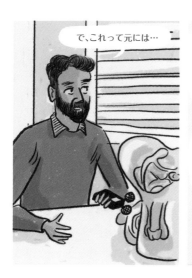

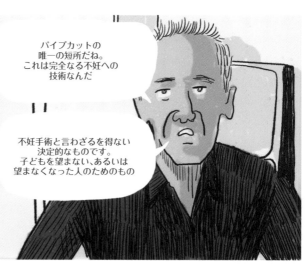

不妊を元に戻させる手術である
「精管吻合術」は、厳密に言えば
科学ではない。

フランスではパイプカット手術は非常に僅かであり、
それゆえ逆のための手術もほぼない。
つまり医師の経験が不足しているということ。
パイプカットは決定的な不妊だと言われている。

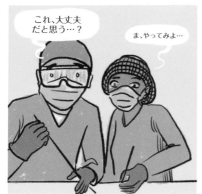

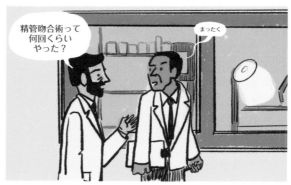

一方アメリカではこのような手術はもっと一般的で、
うまくいくと断定は出来ないが元に戻せるとも考えられている。

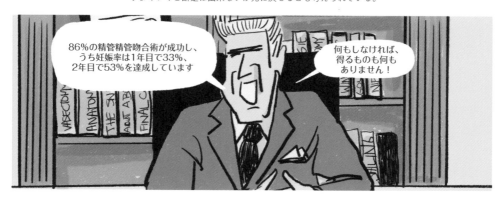

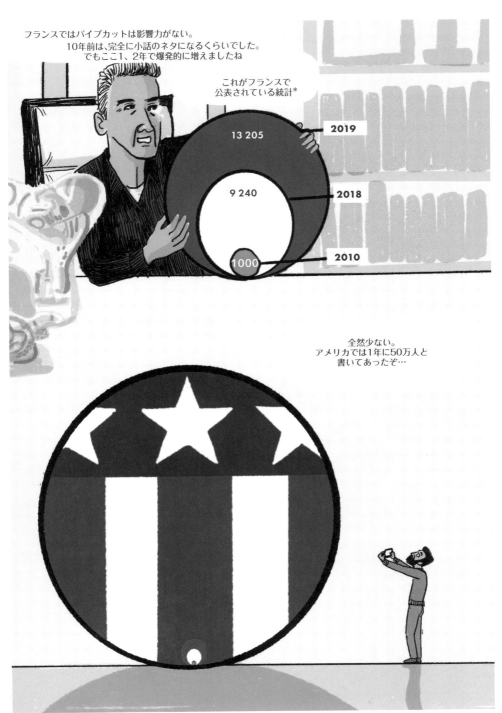

フランスではパイプカットは影響力がない。
10年前は、完全に小話のネタになるくらいでした。
でもここ1、2年で爆発的に増えましたね

これがフランスで
公表されている統計*

13 205　2019

9 240　2018

1000　2010

全然少ない。
アメリカでは1年に50万人と
書いてあったぞ…

*健康保険（Assurance maladie）調べ。

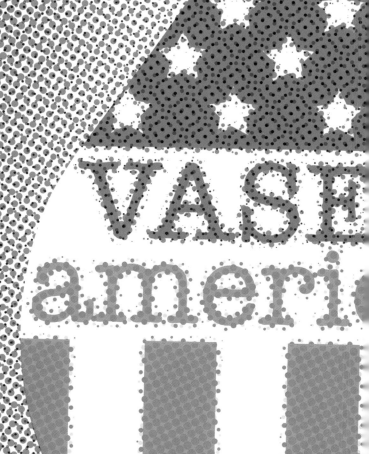

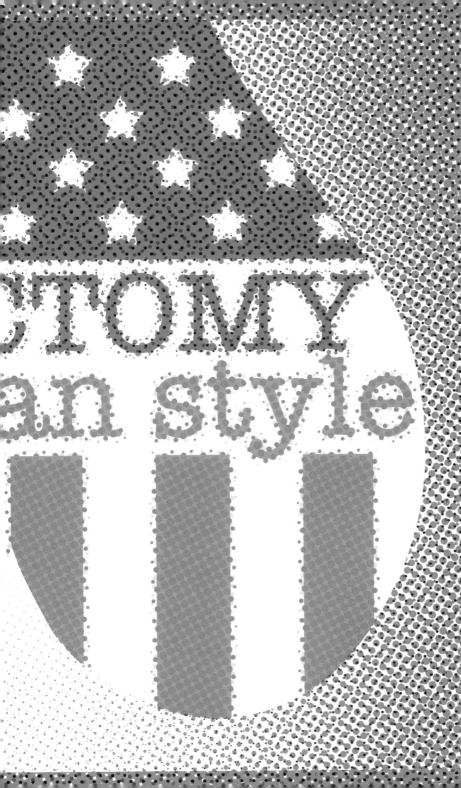

アメリカではこの傾向はますます強くなっている：
ここ数年より多くの人が、1人で、あるいは仲間と一緒に手術を受けるように
なっている*。

この「嚢胞切除」を思いついたのは、泌尿器科医のポール・タレック。
今はビバリーヒルズとサンフランシスコにある彼のクリニックで行われ
ている。このアイデアは、サーフボードの上で思いついたそうだ。

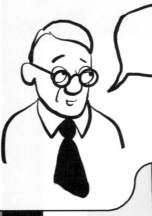

私は一人でサーフィンはしない。
いつも誰かと一緒なんだ。
不安なことに乗り出すときは、
仲のいい友人たちと行くと心強いんだよ…

彼曰く、こうした集団の精巣摘出手術は医学的なメリットもある。
「手術後の経過をよく観察すると、精巣摘出手術を受けた人は、
鎮痛剤の服用量も少なく、回復も早く、仕事への復帰も早くなる」。

手術をよりクールに、より不快に感じさせないようにするため、バックにJAZZを流し
たりする（多分誰にとっても大事なことだと思う）。
あとは、嚢胞切除をバチェラー・パーティーのようにして、リムジンでクリニックまで
来たりするグループもある。

THIS MORN
INSIDE THE "BROSE
MORE GUYS GOING UNDER

嚢胞切除の実態
友人と一緒に手術滞在をするのが今時の男

RISKS & COMPLICATIONS
リスクと合併症
1. There is a rare possibility of
losing a testicle following a
vasectomy procedure...
in the neighborhood of 1.000.0000
1. 精巣摘出術を受けることで、
まれに精巣を失う可能性が
あります（…）
そのリスクは、
1.000.0000分の1程度です。

2. Bleeding occurs in approximately
1 out of 1500 procedures and may require minor
surgical procedure
to correct the problem.
2. 出血は、1,500件に1件の割合で発生し、
その対処のため外科的処置が
少し必要になる場合があります。

そしてアメリカでの他の手術と同様、
免責同意書に署名しなければならない。
術後の感染症で睾丸を失うリスクは、
100万分の1程度である。

*この見開きは複数のドキュメンタリー、とりわけ "Inside the growing trend of vasectomy parties" (ABC News,
2017) から着想を得ている。

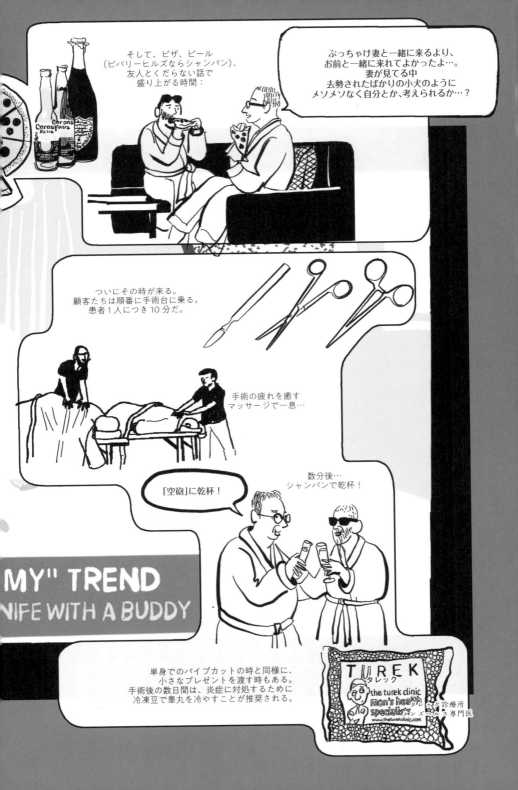

フランスの医療関係者は、
切除は治療的価値のない
医療介入であると考えている*。

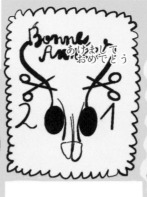

つまり、家父長制が
まだ蔓延ってる

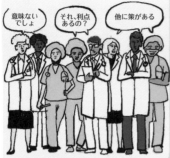

意味ない
でしょ

それ、利点
あるの？

他に策がある

それにパイプカットも解禁
されたのは 2001 年から。

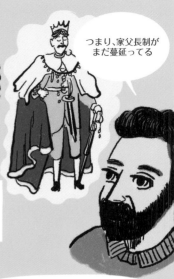

文化的側面は否めませんね。
女性は何をしても、
何をされても構わない

避妊は女性がするもの

避妊用ピルの問題が
2012年に浮上するまでは、
そんなの議論もされて
こなかった

死亡件数はあったけど、
目を背けていた

避妊用ピルを共有することは
最近では少し
話せるようになりました。

*こう考えると医療関係者が中絶に対して疑問を抱いているのも理解できる。

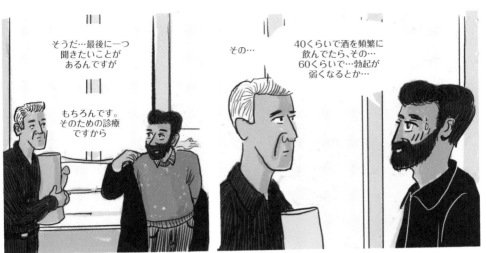

そうだ…最後に一つ
聞きたいことが
あるんですが

もちろんです。
そのための診療
ですから

その…

40くらいで酒を頻繁に
飲んでたら、その…
60くらいで…勃起が
弱くなるとか…

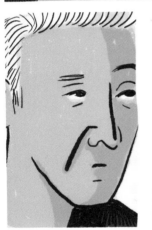

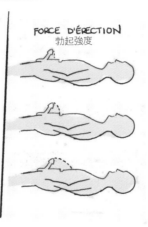

FORCE D'ÉRECTION
勃起強度

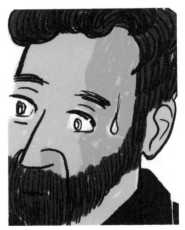

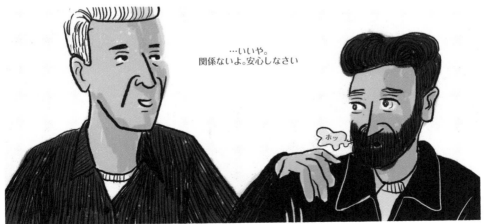

…いいや。
関係ないよ。安心しなさい

ホッ

125

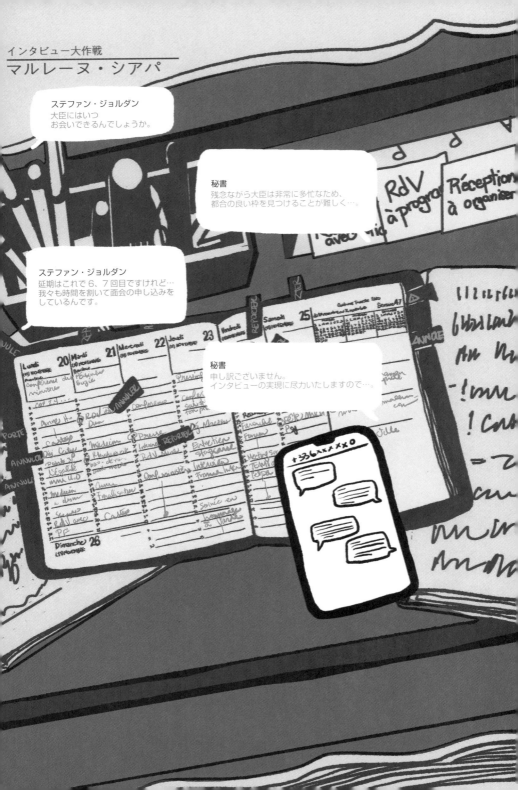

冒険が始まって2年、ギヨームは
ついに男性用避妊リングを手に入れた。

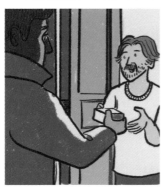

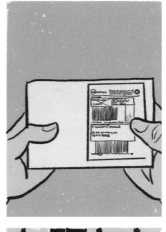

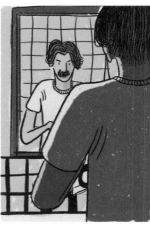

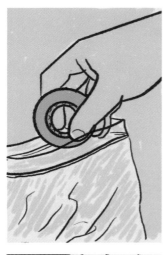

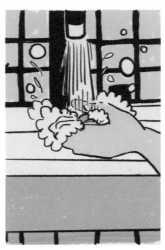

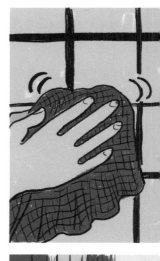

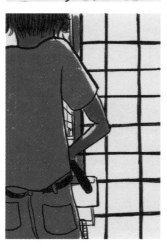

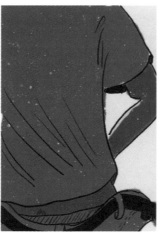

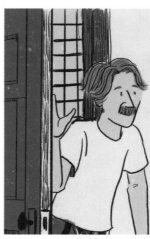

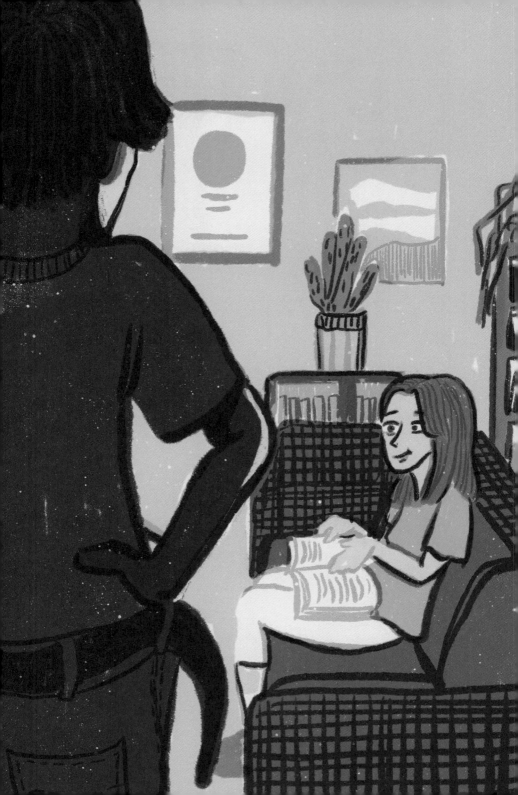

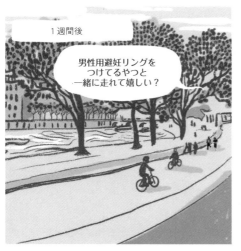

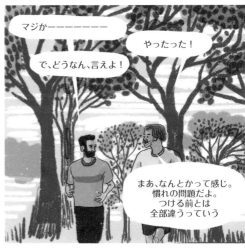

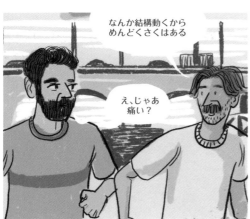

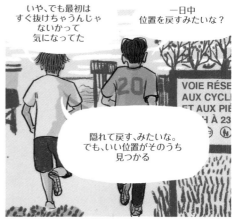

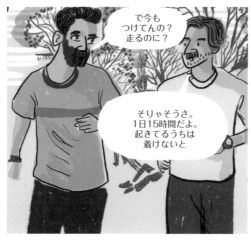

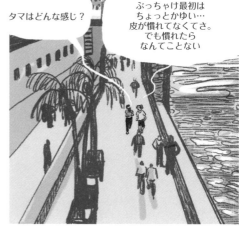

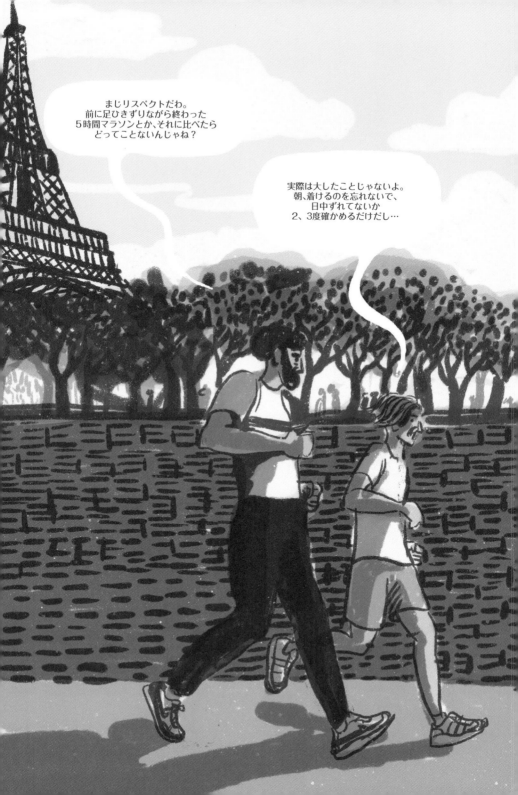

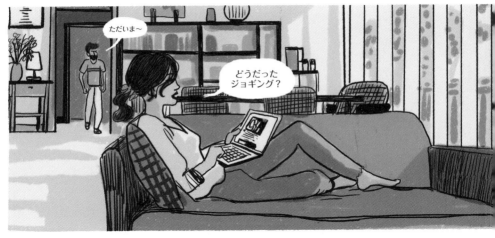

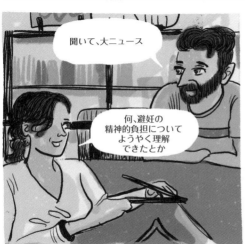

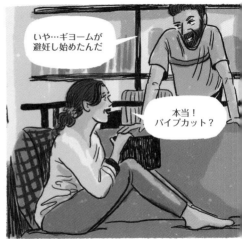

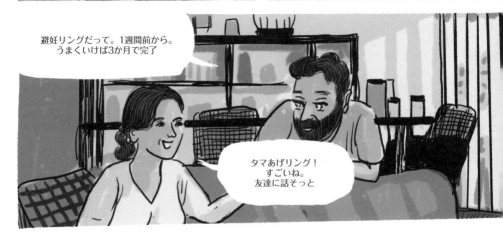

数日後…

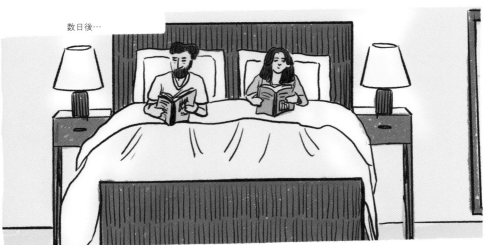

なあ、ビル、
もうやめない？

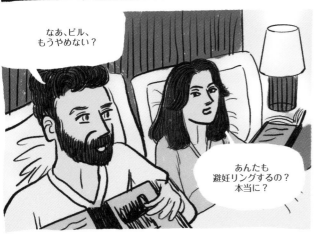

あんたも
避妊リングするの？
本当に？

いや、でもコンドームで
いいんじゃない。
ちゃんと我慢するから

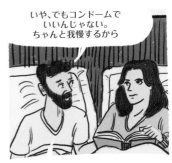

ピルのむと腹痛くなるし、
生理も不順になる。
性欲も浮き沈みが
激しいって言ってたろ。
もう我慢しなくていいよ

ちょっと違う形で
セックスできると
思えば…

私はいいけどさ、
真面目にやってよ。
中絶なんて絶対やだから

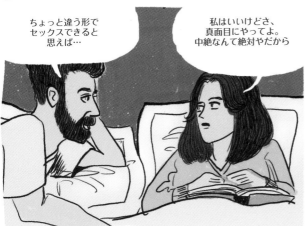

大丈夫、約束するよ。
そっちがだいぶ楽に
なるんだったら…

多分もっと良くなるって
すら思ってる

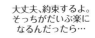

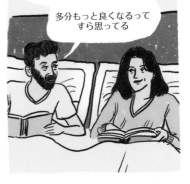

マルレーヌ・シアパがやっと大臣室にてインタビューに応えてくれた。
現在、市民権担当大臣である彼女は、女男平等省担当の国務長官としてその名を馳せた。
彼女のオフィスにはかつての女男平等大臣の職務を思い起こさせるものばかりだった。

①
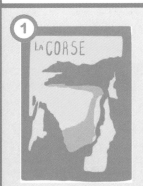
左には、出身地（コルシカ島）の
額入りポスター

②
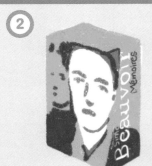
シモーヌ・ド・
ボーヴォワールの
プレイヤード版 BOX セット

③
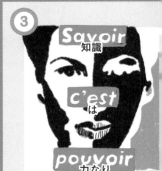
アメリカのコンセプチュアル・
アーティスト、
バーバラ・クルーガーのポスター

④
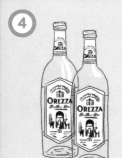
コルシカ原産の水のガラス瓶

⑤
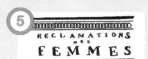
人権宣言を思い起こさせる
アジェノール・ガズパラン「女性の要求」

⑥
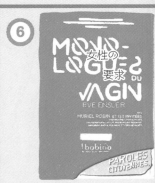
フェミニストの
イヴ・エンスラー、
90 年代の舞台宣伝ポスター

⑦
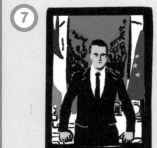
外窓の横の壁には
エマニュエル・マクロンの
公式肖像

⑧
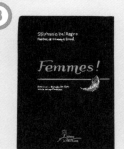
ステファニー・デル・
レニョによる西洋女性の
位置付けについての本

⑨
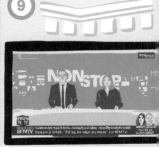
向かいの壁には TV で BFM の
ニュースが常に流されている

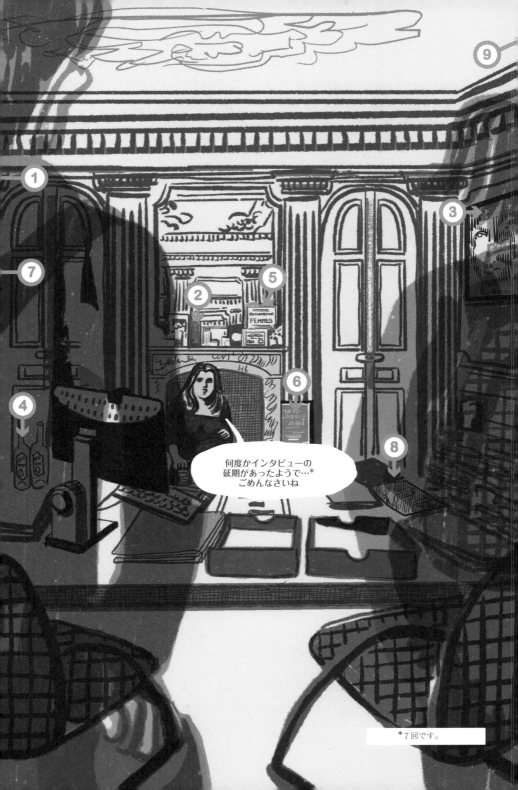

女男平等推進事務局に着任された直後、大臣はこうおっしゃいましたね*：
「男性用避妊具のさらなる発展を目指します」と。実際にどのような活動をされたのでしょうか？

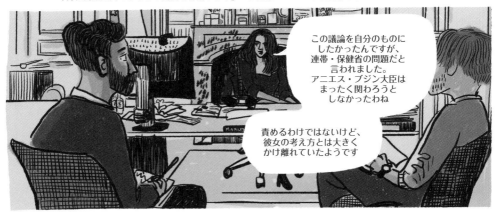

この議論を自分のものに
したかったんですが、
連帯・保健省の問題だと
言われました。
アニエス・ブジン大臣は
まったく関わろうと
しなかったわね

責めるわけではないけど、
彼女の考え方とは大きく
かけ離れていたようです

彼女が直接そう言った？
あるいは、大臣がそういった印象を受けたと。

製薬会社に諮問にいかれましたか？

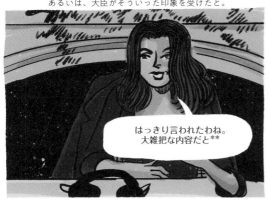

はっきり言われたわね。
大雑把な内容だと**

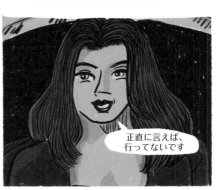

正直に言えば、
行ってないです

大臣は、例えば女性に対する暴力については何度も言及されていますが、
このテーマについてはほとんど発言されていません。

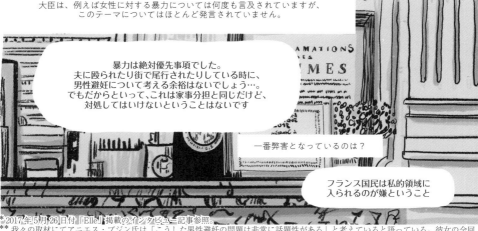

暴力は絶対優先事項でした。
夫に殴られたり街で尾行されたりしている時に、
男性避妊について考える余裕はないでしょう…。
でもだからといって、これは家事分担と同じだけど、
対処してはいけないということはないです

一番弊害となっているのは？

フランス国民は私的領域に
入られるのが嫌ということ

*2017年5月26日付『Elle』掲載のインタビュー記事参照。
** 我々の取材にてアニエス・ブジン氏は「こうした男性避妊の問題は非常に話題性がある」と考えていると語っている。彼女の全回
答は、付録、P154を参照。

Tweetで試してみるでしょ、
そうしたら…

この取り組みは未完了です。
とはいえ進展させるためには、
公権力からの推進が
必要であることは、私も同感です

🔵 MarleneSchiappa ✓ @MarleneSchiappa · 17 mai
Je soutiens la contraception masculine !

🔵 MarleneSchiappa ✓ @Marlene...
https://lit

野党の反応も
見る前からわかりますよ

ただ、正直いうと、その話をしたとき、
あまり支持は得られませんでした

道端でのハラスメントについて
言及した時は何人か記者が
反応してくれた。
この案件に関しては、
私の記憶が正しければ
男性用避妊術の話をしたのは
あなたたちが初めて

若い世代には
希望を持ってはいるけど…

女性がビルのせいでニキビが
できたり、太ったりしても
誰も何も言わないのに、
男性用ビルで副作用が出たら、
みんな大騒ぎで
もうこれ以上前には進めない

元大臣のエリザベス・モレノも
何も言及してませんね*

JDD※で避妊を申請する男たちが
ものすごくたくさん来て、
芸能人が「俺はパイプカットをしたけど
漢らしさは消えてないぜ」って
言わないと世間は動かない

彼女には難しいと思うわ。
政界出身ではないし、
専門家でもない。
ドメスティックバイオレンスに
関する取り組みは
頑張ってるけど…

*話を伺おうと試みたが、返事はなかった。
※雑誌『Le Journal du dimanche』のこと。

エマニュエル・マクロンがこの案件を推進するとは思えません。2022 年の大統領選の議論に上がると思いますか？

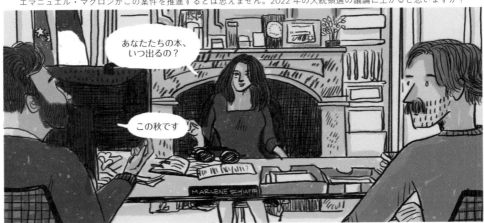

あなたたちの本、
いつ出るの？

この秋です

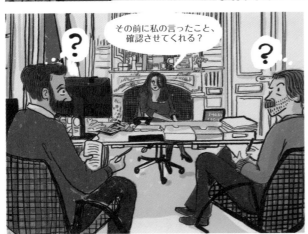

その前に私の言ったこと、
確認させてくれる？

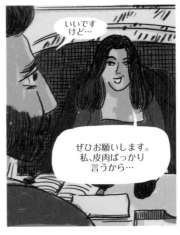

いいです
けど…

ぜひお願いします。
私、皮肉ばっかり
言うから…

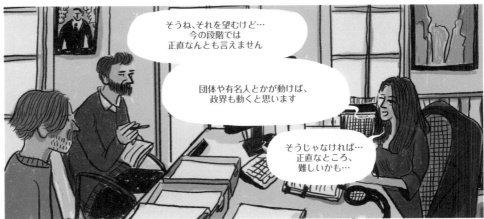

そうね、それを望むけど…
今の段階では
正直なんとも言えません

団体や有名人とかが動けば、
政界も動くと思います

そうじゃなければ…
正直なところ、
難しいかも…

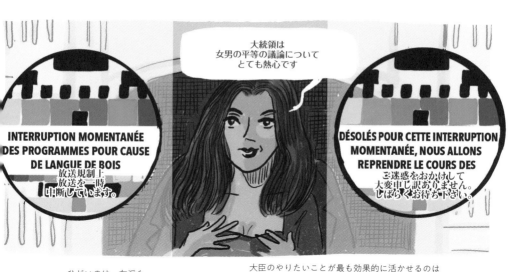

大統領は
女男の平等の議論について
とても熱心です

INTERRUPTION MOMENTANÉE
DES PROGRAMMES POUR CAUSE
DE LANGUE DE BOIS
放送規制上
放送を一時
中断しています。

DÉSOLÉS POUR CETTE INTERRUPTION
MOMENTANÉE, NOUS ALLONS
REPRENDRE LE COURS DES
ご迷惑をおかけして
大変申し訳ありません。
しばらくお待ち下さい。

ひどいのは、左派も
何も提案しないじゃないですか。

大臣のやりたいことが最も効果的に活かせるのは
権力においてなのでしょうか。

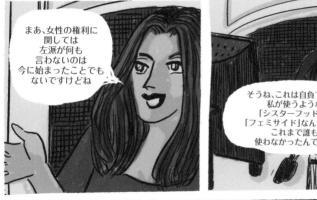

まあ、女性の権利に
関しては
左派が何も
言わないのは
今に始まったことでも
ないですけどね

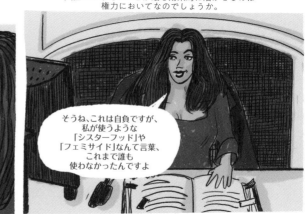

そうね、これは自負ですが、
私が使うような
「シスターフッド」や
「フェミサイド」なんて言葉、
これまで誰も
使わなかったんですよ

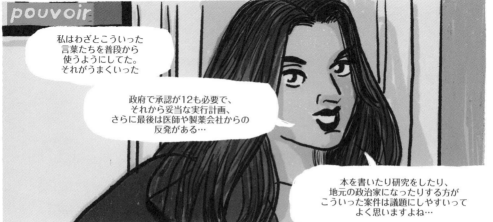

pouvoir

私はわざとこういった
言葉たちを普段も
使うようにしてた。
それがうまくいった

政府で承認が12も必要で、
それから妥当な実行計画、
さらに最後は医師や製薬会社からの
反発がある…

本を書いたり研究をしたり、
地元の政治家になったりする方が
こういった案件は議題にしやすいって
よく思いますよね…

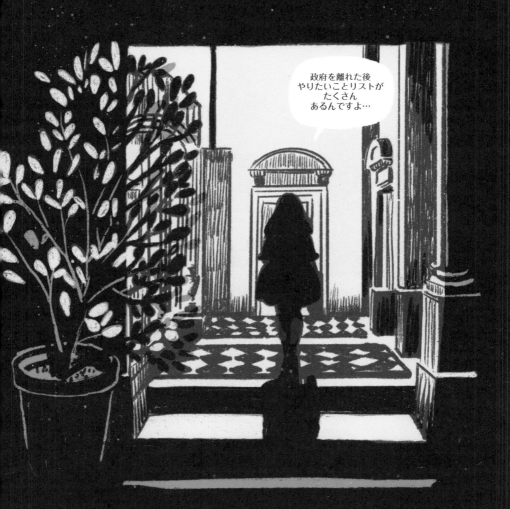

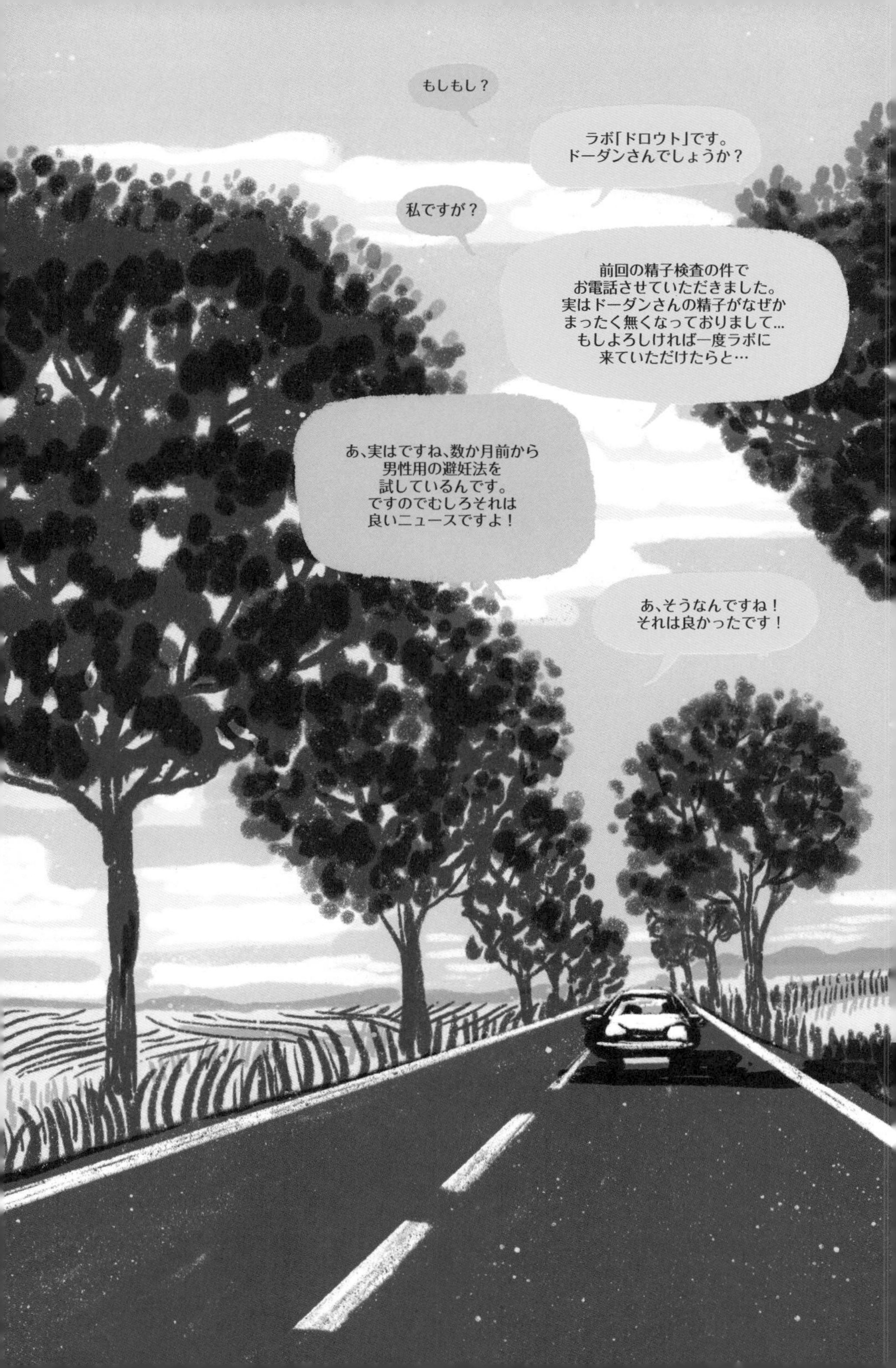
もしもし？
ラボ「ドロウト」です。ドーダンさんでしょうか？
私ですが？
前回の精子検査の件でお電話させていただきました。実はドーダンさんの精子がなぜかまったく無くなっておりまして…もしよろしければ一度ラボに来ていただけたらと…
あ、実はですね、数か月前から男性用の避妊法を試しているんです。ですのでむしろそれは良いニュースですよ！
あ、そうなんですね！それは良かったです！

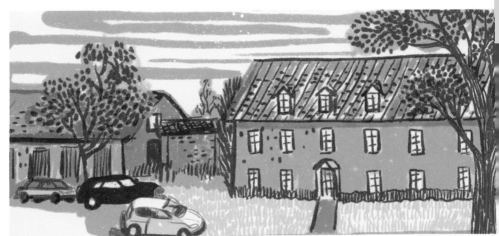

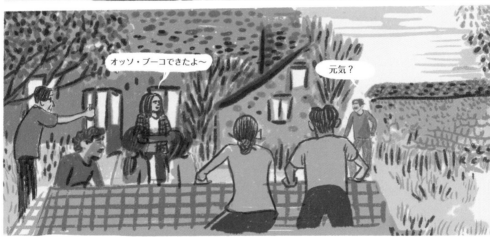

オッソ・ブーコできたよ〜

元気？

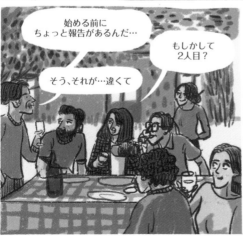

始める前に
ちょっと報告があるんだ…

もしかして
2人目？

そう、それが…違くて

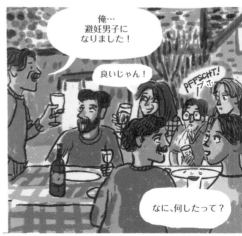

俺…
避妊男子に
なりました！

良いじゃん！

PFFSCHT!
ブッ

なに、何したって？

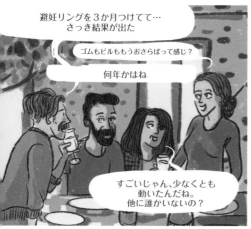

避妊リングを3か月つけてて…
さっき結果が出た

ゴムもピルももうおさらばって感じ？

何年かはね

すごいじゃん、少なくとも
動いたんだね。
他に誰かいないの？

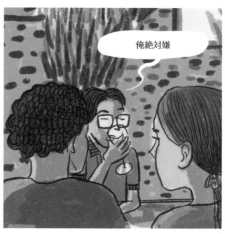

俺絶対嫌

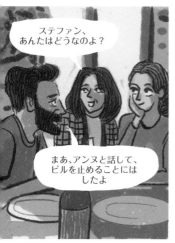

ステファン、
あんたはどうなのよ？

まあ、アンヌと話して、
ピルを止めることには
したよ

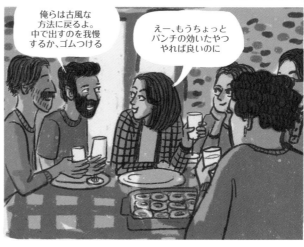

俺らは古風な
方法に戻るよ。
中で出すのを我慢
するか、ゴムつける

えー、もうちょっと
パンチの効いたやつ
やれば良いのに

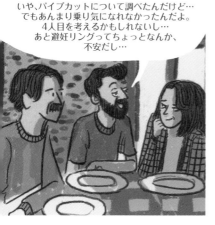

いや、パイプカットについて調べたんだけど…
でもあんまり乗り気になれなかったんだよ。
4人目を考えるかもしれないし…
あと避妊リングってちょっとなんか、
不安だし…

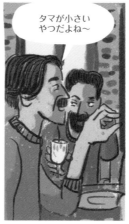

タマが小さい
やつだよね〜

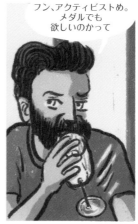

フン、アクティビストめ。
メダルでも
欲しいのかって

143

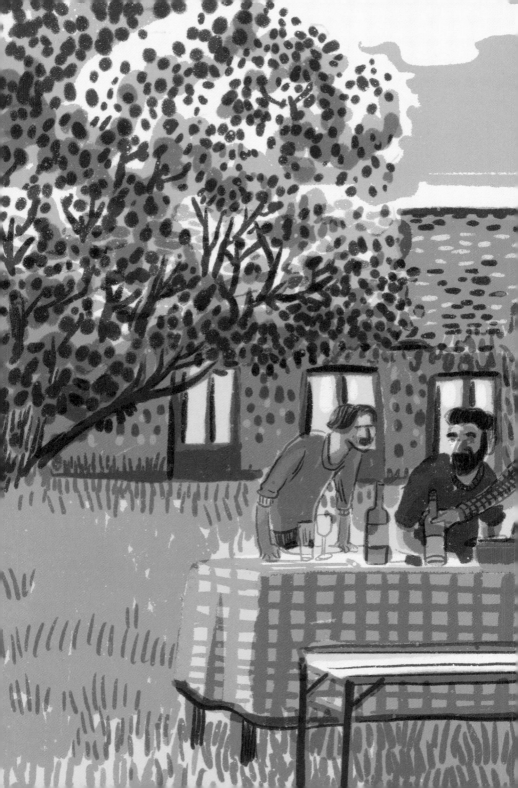

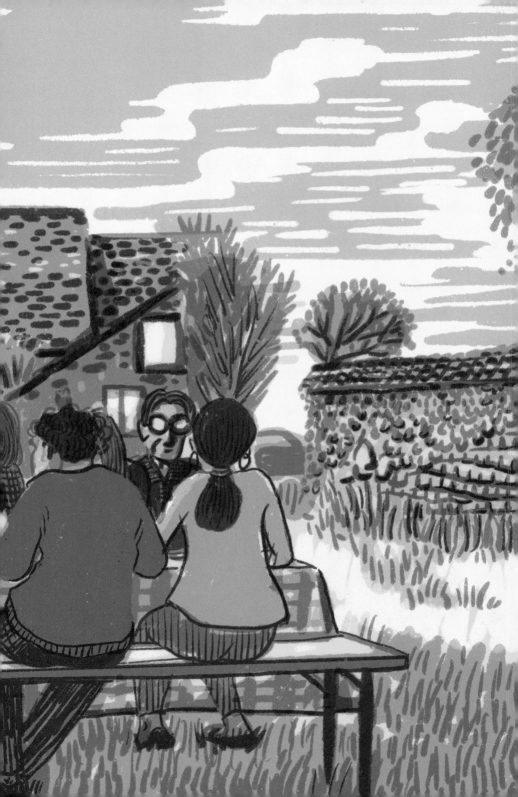

付録 1 ──試験段階にあるその他の有望な 男性避妊法

本編で取り上げた手法に加え、新しい手法も世界中で試されている。ここでは最も有望な技術を紹介したい。

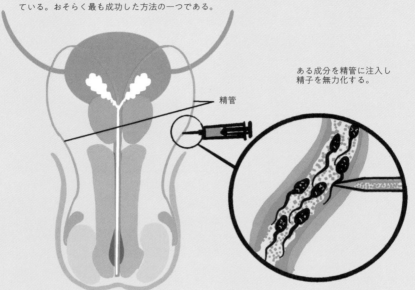

1 - RISUG：
（手引きのもとでの精子の可逆的阻害）。この方法はインド由来であり 40 年ほど前から研究されている。おそらく最も成功した方法の一つである。

ある成分を精管に注入し精子を無力化する。

精管

139 名の被験者を対象とした 2019 年の第 3 相臨床試験にて、有効かつ安全な男性避妊薬であることが確認されている。

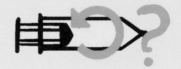

注射液で溶解させ可逆性をもたらす反応は動物実験でしか確認されていない。

2 - ヴェイサルジェル：
この技術は RISUG と類似しているが使用する化学組成は異なる。動物実験によるこの技術の可逆性はまだ証明されていないが、効果はあるようだ。

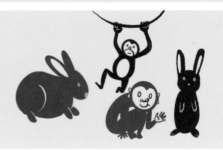

3 - 免疫避妊法：
この技術は精子の生産を抑制するために体内で免疫反応を引き起こすものである。サルに有効であることが確認されている。

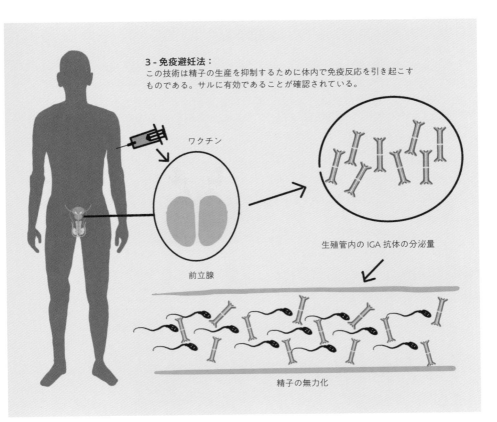

ワクチン

生殖管内の IGA 抗体の分泌量

前立腺

精子の無力化

4 - ホルモン：注射はもうおしまい？
耐容性が高く毒性の少ない錠剤や、皮下埋め込み型の合成ステロイドが市場に出回る日が来るかもしれない。例えば女性用ピルのように服用する経口避妊薬である DMAU は、100 人の男性を対象とした相臨床試験の第一フェーズで成功している。

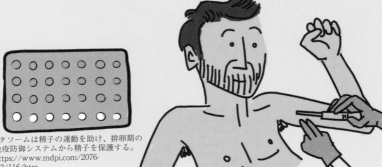

*プロスタソームは精子の運動を助け、排卵期の女性の免疫防御システムから精子を保護する。
参照：https://www.mdpi.com/2076-393X/7/3/116/htm
urofrance.org

付録 2

1970 年代、当時発展しつつあったフェミニズムに参加する男性の何人かが集まり、男性討論会を立ち上げ、男性用避妊具の開発を試みる「男性用避妊具研究開発協会（ARDECOM）」を設立した。1980 年、同協会は雑誌を 2 号だけ発行し（1 号の売り上げは 5500 部）、男性らしさ・父親らしさや男性用避妊具について見解を示した。

これらの男性活動家たちは男らしさの構築、父性、マチズモに一石を投じ、強制的な男らしさに反対する立場をとり、1981 年から 1984 年にかけて 6 号を刊行した「Type - Paroles d'hommes」など、その他の雑誌の発刊に影響を与えた。

ARDECOM 1 号　男性避妊、父性（1980 年 2 月）

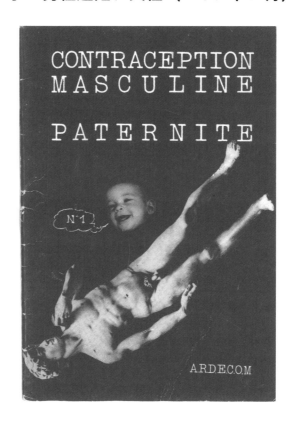

ARDECOM est née d'une série de rencontres...

Des hommes ayant participé à des «groupes d'hommes» remettant en cause le rôle de mec, les comportements virils, se sont réunis pour parler des choses les plus intimes qui nous touchent, en dehors des rivalités habituelles. Nous avons parlé et réfléchi sur notre sexualité, la paternité, le rapport que nous avons avec les enfants : ceux dont on est le père biologique, ceux avec lesquels on vit, ceux qu'on voudrait avoir, ceux qu'on imagine et, pour certains, le refus d'être père.

Sans abandonner l'idée d'un groupe de parole, nous avons voulu faire plus : pourquoi, si nous ne désirons pas d'enfant, ne pas l'assumer complètement ? Pourquoi accepter comme une fatalité l'absence d'une contraception masculine en dehors des méthodes vécues par nous comme des négations du plaisir (capote, retrait) ?

Alors a commencé une longue quête.

Nous nous sommes rendu compte que, contrairement à l'idée souvent répandue, il n'existait pas de méthode contraceptive au point, nulle part au monde. Quant à la vasectomie, si elle nous a intéressés, nous l'avons abandonnée comme étant actuellement définitive.

C'est à ce moment que nous avons rencontré une équipe de médecins, de chercheurs, qui essayaient de mettre au point une «pilule» contraceptive masculine. Les uns pour répondre à une demande de couples ne pouvant employer aucune méthode féminine, les autres dans une démarche liée à la biologie de la reproduction réunissant la lutte contre la stérilité, l'insémination artificielle et l'existence d'une contraception masculine.

Certains d'entre nous qui n'avaient pas envie d'avoir d'enfant ont décidé de participer à ces essais, non comme cobayes mais comme utilisateurs conscients.

Nous avons accepté de prendre ces produits parce qu'ils étaient connus car utilisés et en vente depuis de nombreuses années.

Il avait été établi un protocole prévoyant un contrôle médical très strict de l'inocuité et de l'efficacité du traitement. Nous avons essayé de prendre en main le maximum d'aspects comme le contrôle de la tension artérielle, le comptage au microscope des spermatozoïdes, le choix et la lecture des examens. Nous avons voulu mieux connaître notre corps, comprendre comment il fonctionne et nous avons découvert l'immensité de notre ignorance.

Nous avons rencontré d'autres hommes qui pratiquaient la même contraception mais y étaient arrivés individuellement. Nous avons échangé nos expériences et nous nous sommes regroupés. D'autres hommes, qui refusaient la contraception chimique, se sont joints à nous et cherchent des moyens de contraception nouveaux à partir de la chaleur, de l'action du cuivre...

Enfin s'est créée en octobre 1979 ARDECOM, «association d'hommes et de femmes concernés par la contraception masculine» ; une association pour que les gens qui sont intéressés, et nous sommes nombreux, se mettent en contact, échangent, se rassemblent. Nous recherchons toutes les informations sur la contraception masculine et les diffuserons.

Nous essaierons de suivre, d'impulser, de réaliser des essais de contraception (des projets de recherches ont été déposés), de faire se rencontrer les utilisateurs... Nous voulons aussi que la vasectomie soit d'accès facile et légal même si elle n'est pas considérée, à tort, comme une contraception.

Une dynamique pour l'existence d'une contraception masculine se met lentement en place. A chaque article dans un journal, de nombreuses lettres nous arrivent, un lien prometteur s'établit avec le Planning familial, des groupes se créent dans plusieurs villes (Nantes, Lyon, Toulouse, Limoges).

Nous voyons ARDECOM comme un lieu d'expression reflétant la diversité des paroles et des expériences, comme un instrument pour qu'une contraception masculine existe, même si elle ne résout pas tous les problèmes, comme un endroit où se disent la paternité, l'amour, la vie...

創刊号の論説（5頁）。

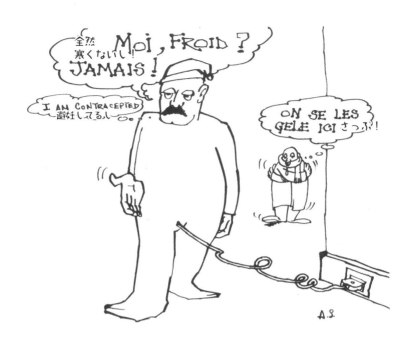

A.S. 氏の署名入り風刺漫画。記事「寒さにご用心！天気と避妊」のイラスト（23 〜 25 ページ）。

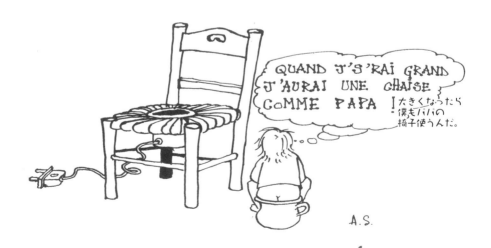

ARDECOM 2号　男性避妊、父性（1980 年 11 月）

Le Ministre Délégué
à la
Condition Féminine

CB/7440/CM

1 8 AVR. 1980

Monsieur,

    J'ai pris connaissance avec intérêt du dossier concernant la contraception masculine que vous avez eu l'amabilité de me faire parvenir.

    A la suite de votre correspondance, j'ai pris contact avec plusieurs spécialistes qui suivent de près les recherches médicales dans le domaine de la contraception. Leur avis unanime est que la contraception masculine ne pourra pas entrer dans le domaine public avant plusieurs années, compte tenu du développement actuel et prévisible des recherches médicales et pharmaceutiques dans ce domaine.

    J'ai donc le regret de vous informer que dans ces conditions, je n'ai pas cru devoir soumettre votre proposition de recherche à la "Commission Recherche" du Conseil Supérieur de l'Information Sexuelle, pour 1980. Les pouvoirs publics réviseront bien évidemment leur position en fonction des informations disponibles sur les travaux de recherche dans ce domaine.

    Croyez, Monsieur, à l'assurance de ma considération distinguée.

Monique PELLETIER

1980 年 4 月 18 日付の モニック・ペルティエ （1978 年 9 月から 1981 年 3 月まで女性問題担当大臣）の書簡。この 中で彼女は男性避妊に 関する研究提案書を「性 に関する情報高等評議 会」（Conseil Supérieur de l'Information Sexuelle）に提出するこ とを拒否している。

大臣は「助成金申請のことは覚えていない。当時まだ十分議論されておらず、優先順位も低かった」と、2019 年 1 月にギョームとステファンに語っている。

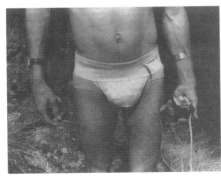
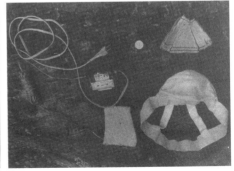

「温度法避妊（陰嚢高熱療法）の研究プロジェクト」（34 〜 41 ページ）の記事を紹介する写真。

RESISTANCE A LA CONTRACEPTION

Les hommes qui gravitent autour d'ARDECOM semblent acquis à l'idée de contraception masculine, mais le passage à l'acte reste difficile. Il n'y a pas eu d'autres groupes d'hommes contraceptés depuis l'expérience des copains de Paris et nombreux sont ceux qui viennent prendre contact avec nous et ne reviennent jamais.

Se contracepter aujourd'hui peut correspondre à la résolution d'une problématique personnelle, mais cela reste malgré tout une démarche militante. La contraception masculine est encore à l'état expérimental, aussi n'est-elle pas encore prête, comme la contraception féminine, pour une utilisation simple :

- méthode contraceptive onéreuse surtout dans la mesure où l'on se sert de cobaye à la recherche.

Cependant, malgré les contraintes, ARDECOM existe, entre autres pour faire évoluer la contraception masculine en France. Se contracepter aujourd'hui signifie effectivement une certaine démarche :

- être sensibilisé au problème en tant qu'individu, en parler entre nous et avec les femmes.

- passer à l'acte.

- s'engager parallèlement dans la démarche collective politique et sociale de remise en cause et de revendication pour l'existence d'une contraception masculine.

Ce qui est surprenant, c'est qu'il y a beaucoup d'hommes militants prêts à faire beaucoup pour différentes causes, et qui, par rapport à la contraception, ont des résistances colossales. On pourrait penser que, dans la contraception hormonale par exemple, le fait que la pilule soit composée chimiquement d'une hormone de façon artificielle, provoque chez certains un élément d'effets secondaires que celle de la femme, pourrait constituer un élément facilitateur. Il est vrai qu'il n'y a pas la même urgence que lors de la mise en place de la contraception féminine, les femmes étant plus concernées par les risques de grossesse et d'avortement.

La contraception féminine a changé fondamentalement les relations humaines, à partir du moment où, sur les relations sexuelles, ne planait plus cette épée de Damoclès qu'est le risque de grossesse. On a gagné en «liberté» et, suite logique, s'est dégagé tout un questionnement sur les relations et les rôles masculins et féminins que véhiculait jusque là la morale du groupe culturel. Les femmes, premières libérées par la contraception, ont pris le temps de remettre en cause leur statut, leur rôle, et ont cherché à se trouver une identité propre en rapport avec leur individualité et leurs désirs. Depuis quelques années seulement, les hommes commencent à s'éveiller à ce questionnement, poussés par la remise en cause des femmes. La contraception pour les hommes semble être un des vecteurs significatifs de cette dynamique qui, malgré tout, ne fait que commencer à s'inscrire dans la réalité sociale.

Le corps de l'homme reste encore un temple inviolable, vénéré, et ce spécialement dans l'esprit des hommes eux-mêmes. Or, en instant ainsi le dernier bastion, voire plus corps, ne la remise en cause masculine. Dans notre société patriarcale le corps de la femme a été violé, utilisé, soumis au désir de l'homme. Pour la contraception, les femmes commencent à acquérir l'entière disposition. Cependant, si le féminisme a effrité sans vergogne notre pouvoir de mec, elle ne l'a pas véritablement atteint dans ses derniers retranchements : notre corps lui-même.

Ne serait-ce pas là le discours d'un homme se sentant redevable envers le féminisme : dette à payer qui l'entraîne dans le militantisme-contraception masculine. On entend souvent dire que les vasectomies ne sont que des castrations symboliques dues à la culpabilité envers le féminisme. Cependant reste aux femmes le pouvoir de faire ou de ne pas faire d'enfant. Se contracepter ou se faire vasectomiser n'est-il pas pour certains se donner l'impression d'avoir (ou d'avoir eu) ce pouvoir, en l'annulant momentanément ou définitivement.

De fait, il me semble être renvoyé à lui-même, à son propre corps et au vécu qu'il en a. Nombreux sont les copains qui, dans les groupes de parole, ont échangé là-dessus et continuent au travers d'ARDECOM. Un copain de Paris, parlant de son expérience de contraception hormonale :

« J'ai eu envie de me pencher sur le fonctionnement de mon corps au travers des perturbations que j'y apportais...on doit penser autant à l'intérieur qu'à l'extérieur...les barrières sont aussi que je ne me connais pas du tout à l'intérieur, et que j'ai l'air peur...». Un autre : « J'avais l'impression qu'il y avait toute une partie de mon corps qui m'échappait totalement, et comment la connaître si ce n'est en s'aidant mutuellement. C'est là qu'il y a une lacune importante par rapport au groupes des femmes». Un autre : «Ma contraception a existé avant la pilule ou l'hyperthermie, mais je n'étais pas satisfait (préservatif...), je cherchais quelque chose de plus simple, qui ne me renvoyais pas sans cesse à une mauvaise image de mon corps. Pour moi, c'est un pas en avant, l'évolution de la contraception me permet de me reconsidérer par rapport à mon propre corps ».

D'autres ont pu dire : notre besoin technique est nul puisque les femmes ont leur contraception, cependant, si je me contracepte, ce n'est pas pour résoudre le problème des copines, mais bien plus pour m'aider dans ma propre remise en cause et m'assumer totalement dans mes choix.

Lors du dernier week-end ARDECOM à Paris, une discussion s'était engagée sur le désir d'enfant chez les hommes. Certains avançaient que la contraception n'est pas liée au désir d'enfant, mais que celle-ci s'inscrit dans la relation avec les femmes :

commencer, hommes et femmes, à avoir des relations indépendantes, où le désir ne soit pas entaché de culpabilité. Ils n'entrevoyaient pas le désir d'enfant sous l'angle de la paternité, parce qu'ils estimaient que ce désir existe en nous ou n'existe pas (c'est biologique, disaient-ils...), la paternité restant la volonté ou la réalisation du désir. C'est à ce deuxième niveau que s'inscrirait la contraception, c'est à dire dans l'élaboration ou non du projet d'enfant avec une femme.

Si je reprends cela, c'est qu'il est rare que des hommes formulant un désir d'enfant dans l'absolu (ce serait plutôt le propre des femmes), celui-ci semble s'exprimer assez souvent au travers seulement d'une relation. Cependant, le désir d'enfant pouvant être présent, se contracepter, c'est décider de ne pas le réaliser maintenant et d'assumer ce choix. Cette volonté d'auto-prise en charge ne démontre-t-elle pas, à elle seule, que ce désir d'enfant à l'état brut, peut exister chez l'homme ? Et que, de fait, il désire s'y confronter, même si la réalisation de ce désir doit passer par une femme.

Quand sera le jour où nous n'entendrons plus : la contraception, c'est le problème de la femme ! tout comme l'enfant l'était auparavant.

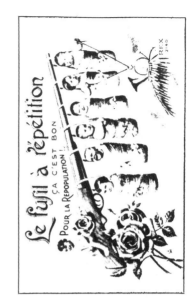

Le fusil à répétition
ÇA C'EST BON
POUR LA RÉPOPULATION

groupes hommes

Nous sommes contre la virilité obligatoire

C'est ainsi que se terminait le tract qui m'a amené dans un « groupe de libération de mecs », comme on s'appelait à l'époque. Novembre 74. J'allais sur mes 21 ans et je n'imaginais pas ce que ça pouvait être. A la première réunion on était 20, et devant cette foule d'inconnus, un mec a parlé de ses éjaculations précoces. Et personne ne s'est moqué de lui. J'étais effaré, de ce qu'il en ait parlé et de la réaction du groupe ; immédiatement séduit comme par un coup de foudre. Et depuis je suis toujours revenu. Inlassablement, obstinément. Pourtant, pendant de longs mois je n'osais rien dire. Incapable de parler de moi, de dire ce que je vivais, ce que je sentais, même dans ce climat d'écoute. J'avais la trouille. Mais j'écoutais, je buvais leurs paroles, m'y retrouvant, m'y comprenant, y repensant sans cesse.

Puis le nombre a assez vite baissé et s'est stabilisé autour de 10-12. D'après mes souvenirs, il y avait en gros trois tendances. D'abord, ceux qui veulent agir directement et uniquement sur le concret, le réel, qui par exemple cherchent dans le groupe des « bons copains » plutôt qu'un lieu pour une « autre parole de mecs ». En fait, ils refusent la parole. La leur n'est qu'anecdotique, l'envie et le plaisir y justifient tout. C'est souvent un discours du genre « J'en ai envie, donc je le fais ! Cela libère mes désirs, et en les réalisant, je ne peux pas être phallo ! » sans aucune distance par rapport à leur vécu. Souvent ils ne restent pas longtemps au groupe.

Et puis les théorisateurs. Chercher et comprendre les tenants et les aboutissants politiques, philosophiques, culturels de la phallocratie, de la nôtre

puisqu'il faut bien se donner un point de départ. Avec un petit côté volontariste : « Telle action est phallo, parce que... Je ne le fais plus, et donc je ne suis plus phallo. » Moi, j'étais un peu entre ces deux types de démarches. Par exemple, pas de réaction visible de jalousie, pour ne pas empiéter sur la liberté de l'autre, ou bien une relation homosexuelle, parce que ce type m'intéressait et m'attendrissait, « donc » je le désirais. Mais dans le groupe j'en parlais peu, assez cependant pour avoir l'impression qu'ils me disaient que c'était « bien » ce que je faisais, mais surtout pas trop parce que alors j'aurais fini par dire et par voir ma peine quand l'autre a une autre relation, ainsi que l'hésitation énorme de mon désir pour un mec. Alors je me serais découvert tel que je suis, avec toutes mes merdes. Plutôt me taire ! et me cacher.

Enfin en opposition, les « psy ». Faire un « travail » sur son propre comportement, son propre passé, se comprendre tels que l'on est, pour tenter de changer avec le moins de volontarisme possible. Et après, on voit les contradictions. Toutes ces tendances se retrouvent dans beaucoup de groupes, je crois.

A part ça, pas d'ordre du jour, évidemment. On parle de nous. Notre sexualité, nos couples, notre jalousie, notre rapport au travail, à la voiture, notre masturbation, nos enfants, notre homosexualité... Souvent il y en avait un qui racontait : « Moi, il m'est arrivé ceci... », et d'autres reprenaient : « Moi, aussi, mais plutôt comme ça... » et ça partait. Il y en avait qui parlaient beaucoup et bien, d'autres peu, d'autres pas.

En tout cas, avec tous ces « Moi, aussi » on se rendait compte concrètement que le « privé est politique ». Et ça débouchait sur un discours politique de la phallocratie. Mais la constatation précitée ne suffisait pas pour faire changer ni le politique (« nous militer ? Jamais ! ») ni peut-être le privé, ou pas assez.

J'ai conscience en écrivant cela, de faire une référence peut-être abusive au terme « phallo ». En fait, c'est pas

ミシェル・ポンス「私たちは男らしさの強要に反対する」（68 頁）

付録3 ── ギヨームとステファンの
インタビューにおけるマルレーヌ・シアパのコメント
に対するアグネス・ブジンの回答 (136 ページ参照)

「男性の避妊の問題は当然ながら非常に現代的意義のあるものです。とりわけ避妊の精神的負担を女性に負わせることは止めなければなりません。ただこの問題は、通常、連帯・保健省内の保健総局（DGS）が策定したセクシュアル・リプロダクティブ・ヘルス計画の枠組みで扱われます。そして医療用医薬品の適応症と、異なる治療法やアプローチのベネフィットとリスクの問題は、評価機関である国立医薬品・保健製品安全庁（Agence nationale de sécurité du médicament）と高等保健機構（Haute autorité de Santé）が規定します。

私の知る限りにおいてですが、機械による・あるいはホルモン療法によるもので、ある程度容易に使用でき、開発が進んでいるものはたくさんあります。もっとも私が省を出てから、国際的なレベルで大きな進歩があったかどうかは分かりません。」

男性用避妊についてさらに知りたい方へ

読む：

•雑誌『ARDECOM』『TYPE-PAROLES D'HOMES』。現在では紙媒体で入手すること
はほぼ不可能。40年前の冒険家たちの心境を知るのに最高の資料。

•ララ・V. マークス『Sexual Chemistry: A History of the Contraceptive Pill』Yale
University Press, 2001. 避妊用ピルの歴史を概観する上で最も優れた業績のひとつ。

•Nelly Oudshoorn, The Male Pill, A Biography of a Technology in the Making,
Duke University Press, 2003. ネリーのロング・インタビューが描かれたグラフィック・
ノベル。男性用ピルの研究が頓挫するまでの紆余曲折を掘り下げている。

•Cécile Ventola, Prescrire, proscrire, laisser choisir : Autonomie et droits
des usagers des systèmes de santé en France et en Angleterre au prisme des
contraceptions masculines (thesis defended on 15 May 2017 at Université Paris-
Saclay). 社会学分野の博士論文で、現代におけるこの議論についての最も優れた研究
成果といっていい。

•Élodie Serna, Opération vasectomie, Histoire intime et politique d'une
contraception au masculin, Libertalia, 2021. パイプカットの歴史に目を向けつつ、今
日の男性の避妊にも光を当てている。

聴く：

•VictoireTuaillon、「LesCouillessurlatable」、Bingeaudio：もはや紹介するまでもな
いポッドキャスト。男性らしさという議論に注目する。必聴。

閲覧する：

•www.choisirsacontraception.fr: 政府の情報サイト…だが、いわゆる「男性向け」の
方法に関する情報が著しく欠如している。

観る：

•Philippe Lignères, Vade Retro Spermato, Les Films du Sud (2011): ARDECOM
の歴史の偉大な証人を集めたドキュメンタリー映画(www.vaderetrospermato.
wordpress.com)。

謝辞

ピエール・コラン氏の寛大な受け入れ、そして貴重なアドバイスに感謝します。エルワン・タヴェルヌ氏、トゥールーズに迎えていただき、多大な援助をしていただきありがとうございました。ロジェ・ミューセ博士とヴァンサン・ユベルタン博士、ご多忙の中私たちの質問に答えていただきありがとうございました。ネリー・ウードショーン（とそのパートナーであるロブ・ブラッキング）さん、アムステルダムへ招待していただき、またご研究についてお話しいただきありがとうございました。マキシム・ラブリ氏、ラボを公開していただき心より感謝いたします。

インタビューしたすべての男性に感謝の意を捧げます。あなた方はそれぞれ、独自に冒険の道を切り拓いている。あなた方の寛大な心は決して忘れません。

団体「家族計画」、特にリディ・ポレ氏、私たちを迎えてくださりありがとうございました。

このプロジェクトに熱心に参加してくれ、私たちの要求に辛抱強く応えてくれたカロリーヌに感謝します。また、元々はジャーナリズムの調査であったものを、彼女のアイデアと才能でグラフィック・ノベルにしてくれたことに感謝します。

ニコラ・グリベル氏はこの作品を正しい方向に導いてくれました。Steinkisのチーム、特にセリーナ・サルバドール氏とモード・バショテ氏、私たちのプロジェクトを信頼し、理解し、サポートしてくれたことに感謝します。

ジェオフリーとクララに感謝します。その熱意と的確なアドバイスのおかげで、すべてが変わりました。

丁寧な校正をしてくれたスカンダー・アーキエに感謝します。

マルレーヌ・シアパ大臣のオフィスの皆様、ありがとうございました！　やっと面談が叶いましたね！

友人たち、特にMonchy一味に感謝します。この企画に参加し、コメントや励ましの言葉をたくさんくれた彼らは、最高の「実験台」でした。

私たちの人生のパートナーであるA、そしてV。ありがとう。この本はあなたたちへのものでもあります。私たちの疑問や焦り、希望や熱意を真摯に受け止めてくれたのですから。

自分をフェミニストだと言って女たちの中に割り込んでこようとする男たちの後ろでフェミニストたちが疲弊している、とよく言われます。家父長制との闘いに関わるすべての問題を、私たちがよりよく理解できるようにしてくれた（少なくとも、私たちはそう願っています）フェミニストたちに感謝の意を表します。
Bébé Pia、Grande Pia、Margueritte、Achilleに。その信念と勇気に敬意を払う多くの献身的な活動家や運動家のお陰で、男女間でもう少し平等な世界に住むことができると私たちは確信しています。

ギヨーム・ドーダン＆ステファン・ジョルダン

このプロジェクトを通して、そしてバンド・デシネに専念すると決めてから絶えず私を支えてくれた人々に感謝の意を表します。

5年前にCESANで出会って以来、私に信頼を置いてくれる素晴らしいエージェントのニコラに感謝します。

私に多くのアドバイスを与え、この職業について訓練してくれたCESANの教育チームに感謝します。

Steinkisのチーム、特にこのプロジェクトに良いアドバイスと信頼を寄せてくれたセリーナと、効率的にプロジェクトを管理してくれた優しいモードに感謝します。

この冒険を共にしたギヨームとステファンに感謝します……。彼らは私を心地よい環境から抜け出すよう後押ししてくれた！

企画当初から絶えず私を励ましてくれた友人たちにもありがとうを言いたい。特に校閲をしてくれたマチルドに。

そして最後に、この数カ月間私を支えてくれ、付き合ってくれた家族に心より感謝します……。

#iloveyouall xx

キャロライン・リー

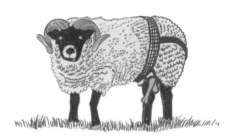

【訳者解説】 男性性のヘゲモニーに抗するということ

中條千晴

　避妊や中絶という言葉を聞いたときに、自らが当事者になりうると考える男性がこの社会にどれくらいいるだろう。

　「避妊」という言葉を聞き日本の読者がまず思い浮かべるのはコンドームではないだろうか。それもそのはず、日本は他の西洋の国と比べて、避妊手段として「男性主体」のコンドームの使用率が格段に高い。だがその状況が男性の「避妊負担」（詳しくはまえがきを読んでいただきたい）の意識と直結しているかといえば、そうではない。この「避妊負担」を男女の平等の課題の一つとして取り組んだのが、ギヨーム・ドーダンとステファン・ジョルダンというフランスの男性記者たちだった。

　ギヨームはAFP通信の法務部門、ステファンは大手メディアであるフランス・インターの電子部門編集長という、一見フェミニズムからは遠そうに見える場で活躍しているシス・ヘテロの男性たちだ。もちろんどちらも、ここ数年のフェミニズムの流れの最先端を目の当たりにする仕事に携わっている（実際にギヨームはインタビューの中でその盛り上がりに感化され自身の男女平等への意識が高まったと語っている）。とはいえ、取材・調査をすることと、実際に当事者として実践することは全く違う。その隔たりに挑戦したかれらの小さな、しかし重要な一歩となる奮闘をリアルかつコミカルに描いた本書は、2023年の時点で第5版目の重版出来となり、フランス語圏を中心として広がりつつある。

　本稿では、フランスと日本の両国における避妊・中絶、そしてリプロダクティブ・ヘルス・ライツをめぐる状況を確認しながら、日本において本書が刊行される意義について考えていきたい。

コンドームと避妊──フランスの状況

　さて、本題に入る前に、まずセックスと避妊について最も大事な点に言及しておきたい。避妊方法には様々な選択肢があるが、現時点で避妊がほぼ確実に

保証され、なおかつ性感染症を防ぐ効果的な方法としては、コンドームが推奨されてきた（もちろん、理想的な使用方法でも最大98％の避妊効果しか得られないことは留意すべき点だが）。本書において、著者の一人ステファンが最終的には温度式やパイプカットではなく、「古典的な」コンドームの使用に落ち着き、友人からややバカにされるシーンがあるが、彼の選択肢が、男性も避妊に能動的に参加する安全で有効な方法である点は強調しておきたい。

　その上で、本書の内容を理解するために、まずはフランスと日本を巡る性（生活）の事情を確認していこう。

フランスと日本の大きな違いについて

　本書を読む上でまず、フランス社会におけるセックスと避妊をめぐる価値観や状況は日本社会のそれとはかなり異なっている点を理解しておく必要がある。まず、コンドームの使用率が日本に比べて格段に低い。2016年に日本で行われた調査によれば、日本におけるコンドーム使用率は82％（2020 JOICFP）である。一方で、同年にフランスにて行われたフランス世論研究所（IFOP）の調査によれば、直近のセックスでコンドームを使用したと答えた人は53％に過ぎなかった（ただ、恋人ではない相手に対しては72％がコンドームを使用するとも回答している）。また、2019年学生相互保険会社HEYMEの調査によると、性交渉の際、コンドームを使用するのが当たり前だと考えていない（使用するという意識が自然に起きない）学生（16〜28歳）は56％に上る（LYFtv,2020）。これはフランス社会にとって大きな課題とされており、ここ20年ほどで大きく進展したとはいえ、まだ改善されていない。

　一方、性生活そのものに対する状況も日本とフランスで全く異なる。

　2014年7月にIFOPが実施した別の調査「フランス人の性習慣」によると、既婚ほぼ9割（89％）のカップルのセックスの頻度が週に2、3回だ。まったくセックスをしないカップルは34％に止まっている。そして、多くの回答者（72％）が性生活にとても満足している（IFOP, 2014）。一方で日本において2020年に行われた大規模調査では、過半数（51.9％）の既婚者がセックスレスであるという結果が出ている（JAPAN SEX SURVEY, 2020）。もちろん、性行為の回数のみで測れるものは限られてはいるが、とはいえ、この統計だけ見ても、フランスの社会においては性のコミュニケーションがより身近な場所に

あると言えなくもない。

　フランスに関しては、こういった社会的背景があっての、「コンドーム以外での」避妊方法の模索なのである。この点について議論をすること（なぜフランス人の多くがコンドームの使用を忌避するのか）は本解説の目的ではないので割愛するが、主人公たちの葛藤を理解する上でこの社会的背景は心に留めておく必要がある。

　だが、日常におけるセックスの位置付けや、避妊方法の探求そのもの以上に、本書の核となる部分がある。それは、二人の男性が避妊負担と向き合い、そのなかで、異性愛カップルにおける男女の平等について考え、結果、社会に規範として存在し続ける男性性を問うようになったという実践の過程と結果である。

　彼らが向き合わざるを得なかったのは、本書の中で「思想的になってしまいがち」（52頁）として敬遠された、家父長制というシステムだ。次にこの点をみていこう。

家父長制と避妊

　本書の中で頻出する「家父長制」。ピエール・コラン氏が男性用ピルをめぐる自らの経験を語る際に、男性用ピルをめぐる議論を「家父長制の最後の関門」と表現している（22頁）。なぜピル、あるいは避妊が家父長制とつながるのか。そこには生殖の自己決定と自己管理をめぐる男女間の（不）平等という議論が根底にある。この点を理解するために、フランスにおける避妊をめぐる歴史を少し振り返ってみたい。

　本書でも説明されているように、フランスで避妊が合法化されたのは1967年である。長らくキリスト教的な父権主義が支配的であったフランス社会では、第二派フェミニズムが盛り上がりを見せる60年代後半まで、女性の生殖をめぐる権利は制約されてきた。1810年の刑法で人工妊娠中絶は殺人罪とされ、さらに「中絶の教唆および避妊プロパガンダ教唆の抑制に関する1920年3月7日の法律」（以下1920年法）によって、避妊に関する情報提供も違法とされたため、女性たちが合法的な避妊にアクセスできる手段が絶たれた。これは「実質的には避妊を禁止するもの」（相澤 2018 32頁）となっていた。この結果、望まない妊娠をする女性が増加し、非合法の中絶をおこなう人口が増え、一方

で避妊解放運動が広まっていく。この流れに押される形で、本書でも紹介されたヌヴィルト法が成立したのである。しかしながら、この避妊合法化は中絶を防止する対策として位置付けられたものであり、他にもさまざまな問題があった。結果、それがのちの中絶解放運動へと発展していく。そして、かの有名な「ヴェイユ法」によって中絶が非犯罪化（合法化）されたのは 1975 年である。

　この避妊・中絶解放運動の根底にあるのはもちろん、女性による生殖における自己決定権（相澤 2014 = 2018、中嶋 2013）、いわゆるリプロダクティブ・ライツを求めることであった。だが同時にそれは生殖の自己管理を女性自身が担うということでもあった。実はここに、当時のフェミニストたちが男性たちに「あんたらも考えなよ」（22 頁）と問うた所以がある。つまり、産む／産まないを決める権利が女性たちにありさえすれば（生殖活動の半分を担う）男性たちはその管理に関わらないでいいのか、という問いである。もっと言えば、男性たちが生殖の自己管理に携わらないでいいと考えてしまう、あるいはそれに無頓着でいられるのは、生殖そして養育（つまり再生産）は女性の社会的役割であり、男性は関わる必要がないという家父長的な考えが内面化されている証左ではないか、という批判であった。この問いは、後述する日本の避妊・中絶をめぐる議論とも共通する部分がある。

　ともかくも、このような批判に対し当時のフランス人男性たちは、生殖を管理する責任は自分たちにもあるとして男性避妊についての闘いを始めたのである。もう一人の著者であるギヨームもまた後のインタビューで、自らのジェンダー意識は一人目の子どもができた際に（この先二人目を持つ気があるかという意味で）生殖の責任について考え始めたが、その背景には＃MeToo 運動と新たなフェミニズムの潮流があると語っている。生殖の自己決定・自己管理をめぐる議論と、家父長制の問題は根底で繋がっており、少なくとも避妊を実践し始めている男性たちの動機は家父長制に一石を投じたいという思いであった。

日本における避妊と中絶
　一方で日本における生殖の管理をめぐる議論も、やはり国家の家族計画・人口政策と切っても切れない関係にある。さらに日本の場合は、一言で言うと常に「自己決定権」という概念とは遠い場所でなされてきたと言っていい（塚原 2010 等）。

日本において、中絶は「堕胎罪」という殺人罪として、明治時代、1907年に刑法第29章によって規定されている。以来、いまだにこの法律が適用されている。

　第二次世界大戦中は国の家族計画によって妊娠・出産が奨励され、女性は産む主体として国家に貢献するよう促された。戦後、人工妊娠中絶それ自体は、1948年に公布された「優生保護法」（1996年に差別的な記述が削除されるなどして、母体保護法として改正）によって、「妊娠の継続又は分娩が身体的又は経済的理由により母体の健康を著しく害するおそれのある」場合（母体保護法第14条）か、「暴行若しくは脅迫によつて又は抵抗若しくは拒絶することができない間に姦淫されて妊娠した」場合（同掲）には許可されることとなった。特に「優生上の見地から不良な子孫の出生を防止する」（第1条）という目的の下「本人の同意抜きに親族の同意のみで中絶を認める」という優生思想に基づいた記述を削除した1996年の改正後、中絶は実質的には合法化されている。

　とはいえ、基本的には（つまり特殊な状況を除いては）夫または保護者の同意を必要としており、女性による生殖の自己決定権が完全に保障されているわけではない。日本のフェミニズム史を専門とする歴史学者ヴェラ・マッキーは、そもそも「母体保護」という概念自体に問題があると指摘している。この語彙が指し示すものは、女性は母として（国家が）護らねばならない存在であり、つまり女性の存在は母性という社会的役割のもと保障されるべきとする考え方であり、本質的には女性の自己決定権を考慮したものではないのだ（Mackie 2003）。

　また、避妊に関しては、日本で経口避妊薬（いわゆる低用量ピル）に認可がおりたのは1999年だ。これは国連加盟国のなかでは最後である。しかも、このピルの使用は月経困難症・子宮内膜症の治療を想定されている。つまり、避妊目的でのピル使用は保険の適用外となる（自己負担額は2000円前後。ちなみにフランスも保険が利かなければ600〜3000円だが、多くの場合医師の処方箋が出る）。さらに、緊急経口避妊薬（いわゆるアフターピル）も高額（6000円〜2万円）で、かつ医師からの処方箋が必要という状況だ。この事実だけを見ても日本では、本人の意思により使用できる避妊薬よりも先に、基本的に本人以外の夫などの同意が必要な中絶を制度化していることがわかる。日本において性と生殖をめぐる管理は、女性のリプロダクティブ・ライツではなく、国益としての女性（の身体）という視点から制度化されてきたことは留意すべき

だろう。

　そして 2023 年の 4 月 23 日より、経口中絶薬が承認された。フランスから 35 年遅れてやっと日本でも中絶薬が承認されたわけだが、中絶薬を開発したラインファーマの社長は「普及には 10 年かかる」と予想している 。

ピルと自己決定・男性の参加
　この点に関して、日本における避妊の歴史において特記しておくべき点がある。それは、「避妊のために薬を服用する」という考え方に対する歴史的な抵抗感・忌避感だ。実は 70 年代の第二波フェミニズムにおいて、この抵抗感はフェミニストたちの多くに共有されていた。中ピ連がリブのなかでも特異な位置付けをされていたように、当時のフェミニストたちの多くは避妊用のピルの服用に懐疑的な姿勢を示していた（Chujo & Aizawa 2021）。その理由は主に二つあった。一つには、女だけがリスクを伴ってまで薬を服用し避妊しなければならないという不平等。もう一つには、コンドームを男性が使用するということが、男性が避妊責任を意識する最も有効な手段であるという考え方だった。この主張は至極真っ当であり、実は訳者が大学の講義でこの話をすると、理解を示す学生も少なくない。また、低用量ピルはホルモンバランスを整え、生理前・生理中の身体への負担を軽減させる効果もあるため、近年の日本においては、避妊目的ではなくこの副効用を得るためにピルを使用する女性たちも多い（ネクストイノベーション 2020）。

　要するに避妊をめぐる歴史において、フランスの女性たちは、コンドーム使用に依拠することを「女性の避妊の制約」とし、「自分の生殖は自分で管理し、それができる環境」を権利として要求してきた。一方で日本の女性たちにおいては、避妊用ピルを「女性の避妊負担」と考え、コンドームの使用を男性が「最低限持つべき避妊責任」として捉えてきた歴史があり、さらに近年では低用量ピルの副効用を求めて使用する女性たちも増えつつある。この二つの国の異なる考え方を単なる二項対立に回収することは妥当ではない。だがどちらの場合も、男性たちの避妊負担や避妊に対する当事者としての意識が著しく低い現実と、女性たちがその状況に対し、リプロダクティブ・ヘルス・ライツを考えなければならなくなったという事実が前提としてある。まず女性が生殖に対して

自己管理を求められる状況は、フランスも日本も、今も昔も、変わっていない。

実践の重要性

　このような状況であるからこそ、男性側の積極的な実践が求められているのである。本書でも紹介されていたように、避妊に関心を持つ男性は世界的には増えつつあり、研究や論文も進んでいる。試しにフランスの論文検索ポータル「Cairn」で「男性避妊（contraception masculine）」と検索すると、ヒット数は 2621 件だ。全世界の論文（主に西洋言語）を対象とした「Jstor」で「male contraception」というワードで検索すると結果は 8837 件にも及ぶ。もちろん、論文の著者のジェンダーはこれだけではわからないため、「男性のコミット」の度合いはこれだけでは測れない。しかしながら、この数字だけ見ても、男性避妊が注目を集めていることは否めない。ちなみに日本はというと、論文サーチサイト「Cinii」で「男性避妊」を検索すると 29 件、「男性用避妊」で検索すると 6 件にとどまっている。

　とはいえ、まえがきでフロワドゥヴォー＝メットリー氏が強調していたように、「語る」ことと「実践する」ことは全く別のものである。本書の後半、ギヨームはヒートパンツの別案となる「加熱リング」をつけることを決め、実際に避妊に成功するのだが、とはいえ本編で著者たちが実践を重ねてきた男たちを前に何度も戸惑いを見せていたように、問題の所在を解き明かすこと以上に、問題に対処するために実際に行動することは単純ではない。

ヘゲモニックな男性性

　彼らの戸惑いは、かつて R.W. コンネルが指摘したような「ヘゲモニックな男性性」を想起する。
「ヘゲモニックな男性性」とは、特定の社会の中で望まれ、「男らしい」とされる特定の特徴や行動によって特徴づけられる。それは多くの社会において、肉体的な強さ、感情的なタフさ、攻撃性、支配力、異性愛の強調などといった要素で成り立っている。これらの特質を具体化する男性は、尊敬され、評価され、社会的特権を享受する可能性が高い一方、これらの規範から逸脱する男性は、社会的スティグマや差別、排除の対象となりやすい。そしてコンネルは、この「ヘゲモニックな男性性」が、女性と男性の支配―被支配構造だけでなく、

男性間の階層性を説明する上で重要だとする。つまり、男性性の中にも、「従属的男性性」や「周縁的男性性」があるという。男性たちは、上記のような規範をめぐり、男性たちの間でヒエラルキーを構築する。

　そしてコンネルはこの概念を家父長制の議論のなかで発展させており、「ヘゲモニックな男性性」を、家父長制を構成する重要な要素として位置付けている。つまり、特に現代の西洋社会においては、異性愛と生殖（能力）をめぐる規範が家父長制的な概念を再生産しており、男らしさのヘゲモニーを担保する機能を果たしているのだ。

　これが、ギヨームとステファンの戸惑いの根底にあるもの、そしてその他の多くの男性が避妊を実践できない一つの理由かもしれない。彼らにとって、「生殖能力」を（たとえ一時的にであっても）失うこと、それに積極的に取り組むことは、覇権的な男らしさの一部を失う、さらに言えば男性間のヒエラルキーの下層と見做されてしまうという危機感を掻き立てるのではないだろうか。かれらのこの危機感との対峙は、ギヨームが「家族計画」の男性避妊術説明会に取材に行くとパートナーに説明した際に「え、自分のために行くんじゃないの」と追及され、まごついてしまうシーン（75頁）や、ステファンがパイプカットのパイオニアであるユベルタン医師を訪ねた際、詳しくパイプカットの話を聞いているうちに怖気付き、最終的には高齢でも勃起できるのかとまったくお門違いな質問をしてしまったシーン（125頁）に、リアルな（しかし重要な）実践経験として描かれている。

　しかし、アントニオ・グラムシによる「ヘゲモニー」概念を敢えて使用したコンネルの分析の核は、「ヘゲモニックな男性性」のヘゲモニーは有機的に変化する（河野 46頁）という点である。ヘゲモニー的な男性性は固定された普遍的な概念ではなく、むしろ歴史的、文化的、社会的文脈によって異なるものである。それは社会的、経済的、政治的な力の複雑な相互作用によって構築され、社会の構成員における力学やヒエラルキーを反映するのだが、逆説的に言えば、社会の動きとともにこれまでの力学やヒエラルキーが覆されることも十分にあるということだ。

　本編の最後に、ギヨームが避妊男子宣言をし、女子たちに賞賛されるシーン

がある。一方で、結局コンドームの使用という「クラシックな手法」に回帰したステファンは女性陣にややバカにされ（念を押しておくが、コンドームの使用それ自体は比較的確実性の高い避妊手段の一つである）、いささか悔しそうな彼がギヨームにこう言い放つ。

「メダルでも欲しいのかって」

　これまでの「ヘゲモニックな男性性」の観念に従えば、メダルをもらうと想定されてきたのは生殖能力の高さであったはずだ。しかし、女性たちが生殖の自己管理を男性にも求め、男性もそれに応えようと試みつつある現代、勲章をもらえるのは避妊負担を一緒に担える男性性になりつつある（その意味では、ステファンもメダルをもらっていい立場にあるのだが）。少なくとも、フランスにおいては生殖をめぐる男性性のヘゲモニーの転換が起こりつつあるということを、このシーンは如実に表している。

　さて、日本はどうだろうか。コンドームの使用率が高いとはいえ、日本の男性の避妊負担への意識や、リプロダクティブ・ヘルス・ライツへの意識、さらにいえばリプロダクティブ・ジャスティスへの意識は、国家の政策においても人々の意識レベルにおいても、すでに書いたように残念ながら進んでいるとは言えない。今の日本社会で、パートナーが「妊娠した」と言ったときに、何人の男性が10か月後育休を取る「しかない」という選択肢を想像できるだろう。何人の男性が、もしかすると妊娠・出産で相手が死ぬかもしれない、と想像できるだろうか。
　現代の日本社会は、男性たちとともにジェンダーやクイア、フェミニズムを語れるようになりつつある。それ自体は素晴らしい進歩だ。しかし思想をいくら語ることはできても、生殖についての責任意識が常に低いままでは、セクシュアリティをめぐる男女の不平等な社会は永遠に変わらないことも、私たちは忘れてはならない。

謝辞
　今回の訳者解説の執筆、特に男性性に関する議論にあたり、的確な助言をしてくださった明治大学の竹崎一真さんに心より感謝の意を申し上げます。

また、これまでの翻訳作業と同じく、いつも私を励まし、翻訳をさらに面白く読みやすくなるよう丁寧に校正を重ねてくださる編集者の大澤茉実さんに心よりお礼を申し上げます。

［参考文献］

相澤伸依『避妊を正当化する論理：1960 年代フランスの避妊解放運動の場合』、人文自然科学論集 142 31-40, 2018-02-28

相澤伸依『フランス社会における避妊：1955年から 1960年：資料』、人文自然科学論集 135 157-164, 2014-03-20

池谷壽夫, 市川季夫, 加野泉編『男性問題から見る現代日本社会』、はるか書房、2016

大橋由美子『優生手術（強制不妊化）とリプロダクティブ・ヘルス /ライツ─被害者の経験から─』、国際交流研究：国際交流学部紀要 23 111-133, 2021-03

片田孫朝日『男子の権力（変容する親密圏・公共圏）』、京都大学学術出版会、2014

河野真太郎『新しい声を聞くぼくたち』、講談社、2022

塚原久美『技術の観点から見た日本のリプロダクティヴ・ライツ政策の問題点』、医学哲学医学倫理 28号 , 38-48, 2010.

『日本の避妊方法から考える』, JOICFP, https://www.joicfp.or.jp/jpn/2017/06/05/37254/

フランス・ブルーによる著者へのインタビュー

« Fréquence d'usage de préservatifs parmi les jeunes sexuellement actifs en France 2020 », Statista Research Department, https://fr.statista.com/statistiques/542578/jeunes-francais-ayant-utilise-preservatif-par-partenaire-sexuel-france/

"https://www.radiofrance.fr/francebleu/podcasts/l-invite-du-6-9/video-guillaume-daudin-et-stephane-jourdain-auteurs-d-une-bd-enquete-sur-la-contraception-masculine-4823095

JAPAN SEX SURVEY, 2020, https://www.jfpa.or.jp/sexsurvey2020/

« Les préservatifs », COREVIH île de France SUD, https://corevih-sud.org/les-preservatifs/

LYFtv.com "56% des étudiants n'utilisent pas de préservatif lors d'un rapport sexuel !" https://www.lyonenfrance.com/2020/12/56-des-etudiants-nutilisent-pas.html

Les pratiques sexuelles des Français", étude Ifop, juillet 2014.

Raewyn. W. Connell, Masculinities, Polity, 1995.

Vera Mackie, Feminism in Modern Japan -Citizenship, Embodiment and Sexuality-, Cambridge University Press, 2003.

[作]
ギヨーム・ドーダン（Guillaume Daudin）

34 歳。AFP 通信の法務部門。 #MeToo と近年の新たなフェミニズムに感化され、男女の格差がいまだに広がる社会における男性としての自身の立場を問い続ける。本書が初のバンド・デシネ出版である。

ステファン・ジョルダン（Stéphane Jourdain）

43 歳。フランス・インター（France Inter）の電子部門編集長。社会変動を 20 年間追い続ける。本著以外にもジャック・シラク（Génération Chirac, génération volée, Denoël, 2002）やダフト・パンクについての著書（French Touch, une épopée électro, Le Castor Astral, 2015）がある。好きなものはイタロ・ディスコ、アレシンスキーとピニョ・ノワール。

[絵]
キャロライン・リー（李・文婷）（Caroline Lee）

52 歳。台湾にルーツを持つアメリカ人。元はアディダスやコンバースなど有名ブランドのシューズデザイナーであったが、2014 年に転職、イラストレーションとバンド・デシネの道に入る。学位を取得した後に本書を出版、2022 年 4 月には、グラフィックノベル Irvington（Ca et là）を出版。夫と 2 人の子どもとモンマルトルに住んでいる。

[訳]
中條千晴（ちゅうじょう・ちはる）

1985 年生まれ。専門はポピュラー音楽、ジェンダー論。フランス・リヨン第三大学准教授。共著として『ガールズ・メディア・スタディーズ』（北樹出版、2021）など。訳書として『女性ジャズミュージシャンの社会学』（青土社、2023 年）、『クリエイティブであれ』（共訳、2023 年）、『私は男が大嫌い』（2023 年）、『女奴隷たちの反乱』（2022 年）、『博論日記』（2020 年、すべて花伝社）など。

本作品は、 在日フランス大使館の翻訳出版助成金を受給しております。

避妊男子

2023 年 9 月 10 日　初版第 1 刷発行

作者 ——— ギヨーム・ドーダン／ステファン・ジョルダン／キャロライン・リー（李・文婷）
訳者 ——— 中條千晴
発行者 ——— 平田　勝
発行 ——— 花伝社
発売 ——— 共栄書房
〒 101-0065　東京都千代田区西神田 2-5-11 出版輸送ビル 2F
電話　　　　03-3263-3813
FAX　　　　03-3239-8272
E-mail　　　info@kadensha.net
URL　　　　https://www.kadensha.net
振替　　　　00140-6-59661
カバーデザイン ——— 北田雄一郎
印刷・製本 ——— 中央精版印刷株式会社

ISBN978-4-7634-2080-0 C0098

博論日記

作：ティファンヌ・リヴィエール／訳：中條千晴

定価：1980円

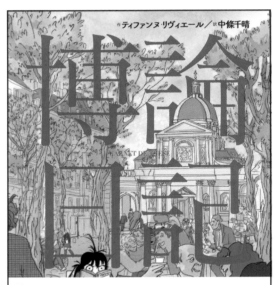

●推薦・高橋源一郎
「カフカの「博士論文」を書くことを通じて、学問の秘密、大学の秘密、社会の秘密を探りあてる、若き女性学徒ジャンヌ。「博論」というライトセーバーで不条理な世界を叩っ切れ！」

「その研究、何の役に立つの？」
「で、まだ博論書いてるの？」
世界中の若手研究者たちから共感の嵐！
高学歴ワーキングプアまっしぐら!?　な文系院生が送る、笑って泣ける院生の日常を描いたバンド・デシネ

女奴隷たちの反乱
——知られざる抵抗の物語

作：レベッカ・ホール／絵：ヒューゴ・マルティネス／訳：中條千晴

定価：1980円

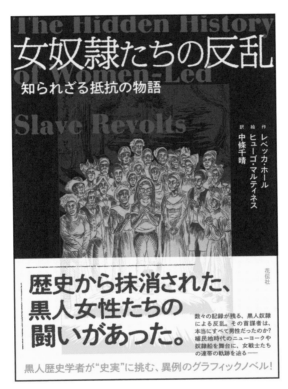

●歴史から抹消された、黒人女性たちの闘いがあった。

数々の記録が残る、黒人奴隷による反乱。その首謀者は、本当にすべて男性だったのか？　植民地時代のニューヨークや奴隷船を舞台に、女戦士たちの連帯の軌跡を辿る——BLM運動の時代に脚光を浴びる、隠されたシスターフッドの物語。

黒人歴史学者が"史実"に挑む、異例のグラフィックノベル！

私は男が大嫌い

著：ポーリーヌ・アルマンジュ／訳：中條千晴

定価：1650円

花伝社の海外コミック・翻訳書

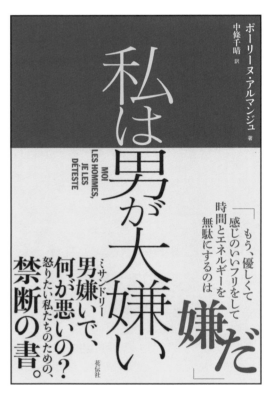

●男嫌い（ミサンドリー）で、何が悪いの？
怒りたい私たちのための、禁断の書。

「もう、優しくて感じのいいフリをして時間とエネルギーを無駄にするのは嫌だ」

政府の「警告」を受けたことで話題騒然、異例の大ヒット。
世界中の"男嫌い"たちが愛読する、フランス発のフェミニズムエッセイ。

クリエイティブであれ
——新しい文化産業とジェンダー

著：アンジェラ・マクロビー／監訳：田中東子／訳：中條千晴・竹崎一真・中村香住

定価：2420円

花伝社の海外コミック・翻訳書

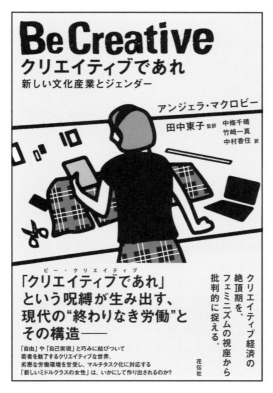

●「クリエイティブであれ（ビー・クリエイティブ）」という呪縛が生み出す、現代の"終わりなき労働"とその構造——

「自由」や「自己実現」と巧みに結びついて若者を魅了するクリエイティブな世界。劣悪な労働環境を甘受し、マルチタスク化に対応する「新しいミドルクラスの女性」は、いかにして作り出されるのか？

クリエイティブ経済の絶頂期を、フェミニズムの視座から批判的に捉える。

欲望の鏡
——つくられた「魅力」と「理想」

作：リーヴ・ストロームクヴィスト／訳：よこのなな

定価：1980円

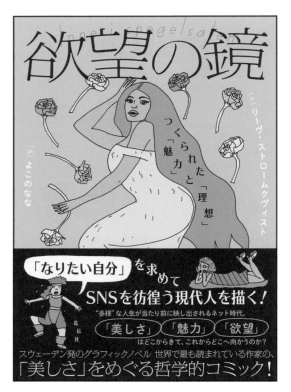

●「なりたい自分」を求めてSNSを彷徨う現代人を描く！

"多様"な人生が当たり前に映し出されるネット時代、「美しさ」「魅力」「欲望」はどこからきて、これからどこへ向かうのか？

スウェーデン発のグラフィックノベル世界で最も読まれている作家の、「美しさ」をめぐる哲学的コミック！

ナタンと呼んで
——少女の身体で生まれた少年

原作：カトリーヌ・カストロ／絵：カンタン・ズティオン／訳：原正人

定価：1980円

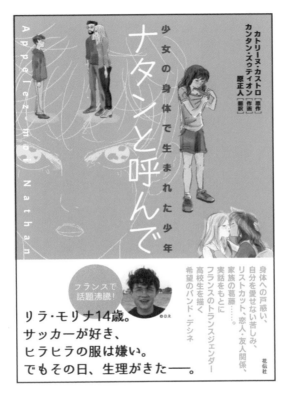

花伝社の海外コミック・翻訳書

●リラ・モリナ14歳。 サッカーが好き、ヒラヒラの服は嫌い。でもその日、生理がきた——。

フランスで話題沸騰！

身体への戸惑い、自分を愛せない苦しみ、リストカット、恋人・友人関係、家族の葛藤……。
実話をもとにフランスのトランスジェンダー高校生を描く希望のバンド・デシネ

禁断の果実
――女性の身体と性のタブー

作：リーヴ・ストロームクヴィスト／訳：相川千尋

定価：1980円

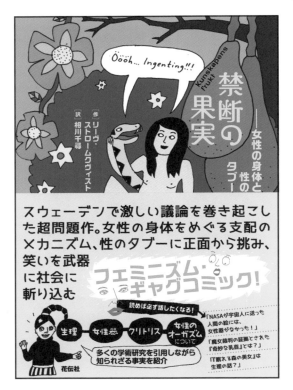

●スウェーデンで激しい議論を巻き起こした問題作。

女性の身体をめぐる支配のメカニズム、性のタブーに正面から挑み、笑いを武器に社会に斬り込むフェミニズム・ギャグ・コミック！

読めば必ず話したくなる！
「NASAが宇宙人に送った人間の絵には、女性器がなかった！」
「魔女裁判の証拠とされたのは、『奇妙な乳首』？」
「『眠れる森の美女』は生理の話？」